健康医疗馆 ONE

新版糖尿病特效疗法

膳书堂文化◎编

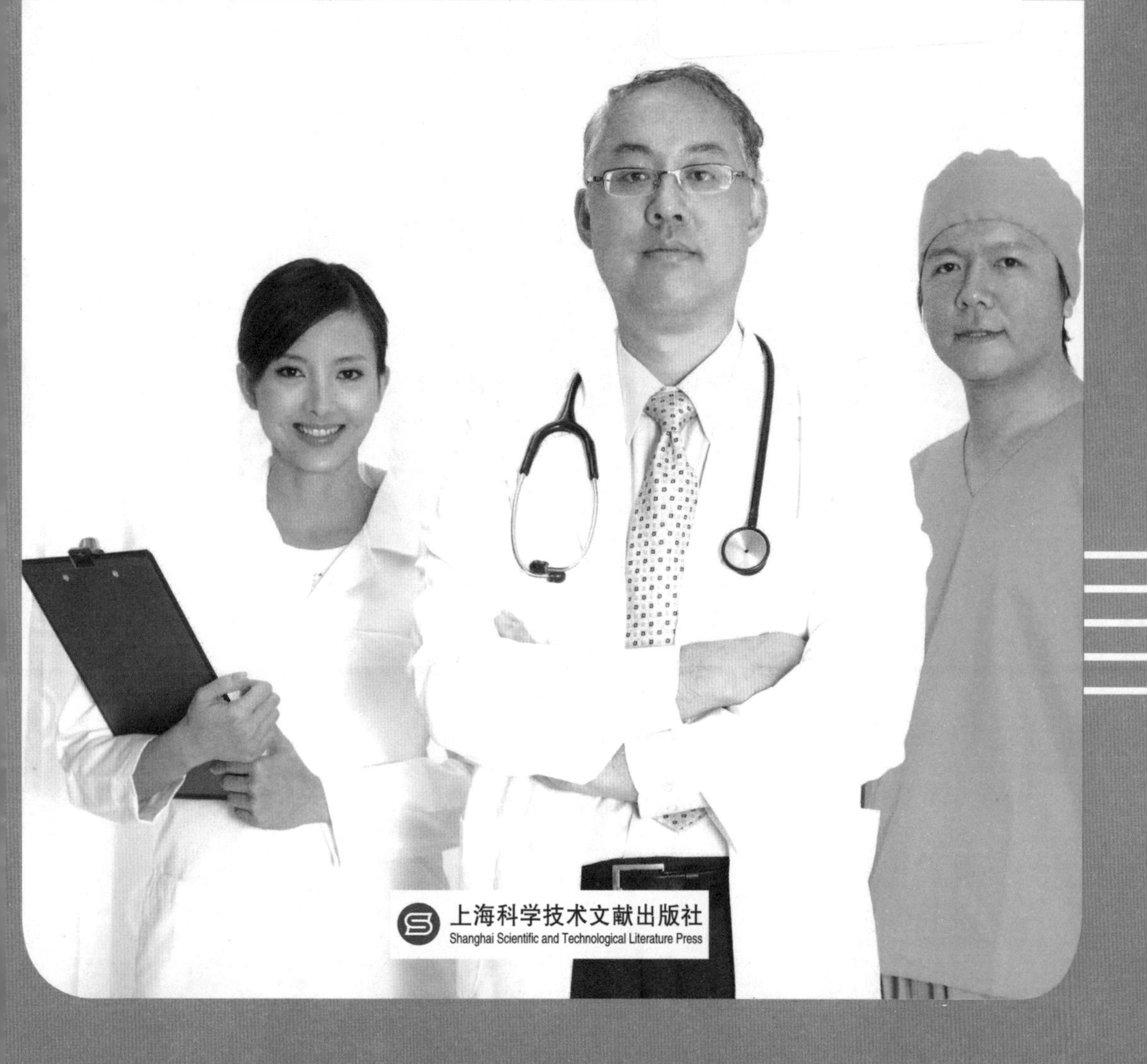

上海科学技术文献出版社
Shanghai Scientific and Technological Literature Press

图书在版编目（CIP）数据

新版糖尿病特效疗法 / 膳书堂文化编. —上海：上海科学技术文献出版社，2017（2023.4 重印）

（健康医疗馆）

ISBN 978-7-5439-7447-0

Ⅰ.①新… Ⅱ.①膳… Ⅲ.①糖尿病—治疗 Ⅳ.①R587. 105

中国版本图书馆 CIP 数据核字（2017）第 125974 号

责任编辑：张　树　于学松　李　莺

新版糖尿病特效疗法

膳书堂文化　编

*

上海科学技术文献出版社出版发行

（上海市长乐路 746 号　邮政编码 200040）

全 国 新 华 书 店 经 销

三河市元兴印务有限公司印刷

*

开本 700 × 1000　1/16　印张 9　字数 180 000

2017 年 7 月第 1 版　2023 年 4 月第 2 次印刷

ISBN 978-7-5439-7447-0

定价：38.00 元

http://www.sstlp.com

前言

健康医疗馆

糖尿病是由于遗传和环境因素相互作用，引起胰岛素绝对或相对分泌不足以及靶组织细胞对胰岛素敏感性降低，引起蛋白质、脂肪、水和电解质等一系列代谢紊乱综合征，其中以高血糖为主要特征。作为一种慢性病，如若对其控制不利，它还会引起一些并发症，如糖尿病视网膜病变、糖尿病足、糖尿病肾病等。不仅如此，其对患者心理上的打击也是十分沉重的。一些糖尿病患者往往因罹患此病而变得抑郁消沉、精神萎靡，失去了积极生活的勇气。

俗话说“病来如山倒，病去如抽丝”，患者需要明白与病魔作斗争是一个长期的过程，一定要有坚定的信心、顽强的意志，然后再接受系统的专业治疗，进行科学调养。唯有通过坚持不懈的治疗，才能控制疾病，最终恢复健康。

为了帮助广大糖尿病患者早日摆脱病魔的困扰，再次充满活力地投身于工作和生活中，我们精心搜集了各方面的医学资料编撰了此书。该书系统全面地介绍了有关糖尿病的常识、糖尿病对健康的威胁等知识，重点介绍了适合糖尿病患者自我调养和自我治疗的简便方法，这其中包括饮食疗法、运动疗法、瑜伽疗法、按摩疗法、推拿疗法、药浴疗法、足浴疗法等。本书内容通俗易懂，具有很强的科学性、实用性和可读性，是一本治疗、预防糖尿病的理想科普通俗读物，对糖尿病患者将大有裨益。

唯愿通过编者的努力能够为您的康复带去一缕希望之光，助您早日登上健康的彼岸。

需要指出的是：本书所介绍的治病方例和方法只能作为医学科普知识供读者参考使用，尤其是一些药物剂量不具有普遍适应性。因此，建议读者在考虑应用时要先征询专业医生的意见,然后再进行施治,以免发生危险。

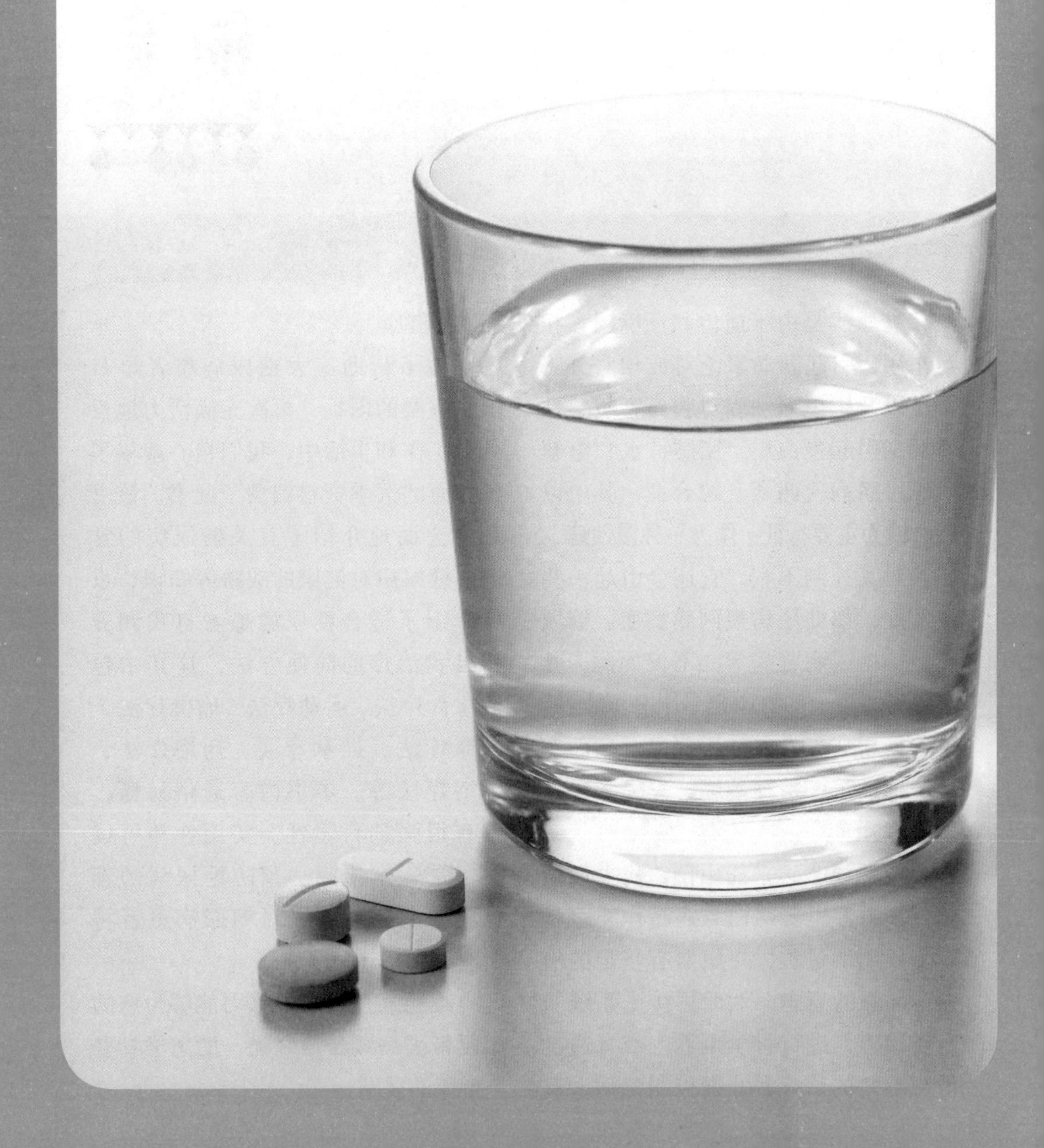

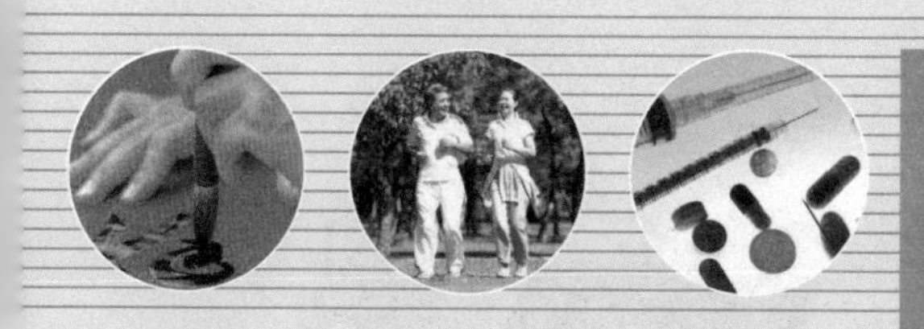

目录

Contents

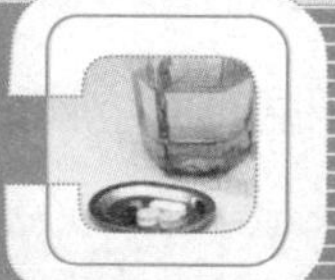

Part 1 上篇　疾病常识与预防　1

糖尿病是现代疾病中的第二杀手，其对人体的危害仅次于癌症。这种疾病的发生有很多种原因，有人甚至笑称其为“富贵病”。其实，糖尿病发病后并不只是这样，还会引起一系列并发症，严重影响人的正常生活及生命安全。

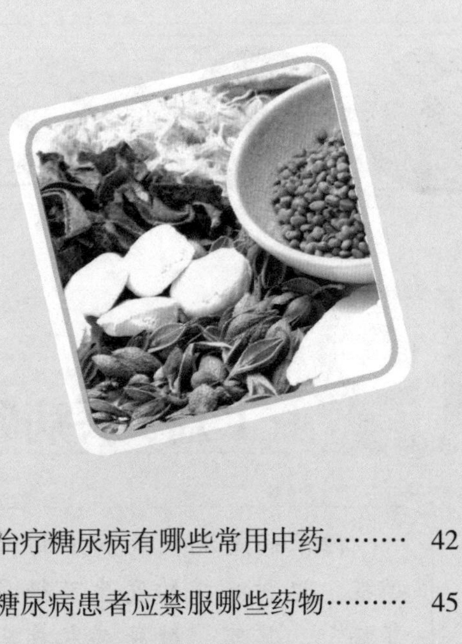

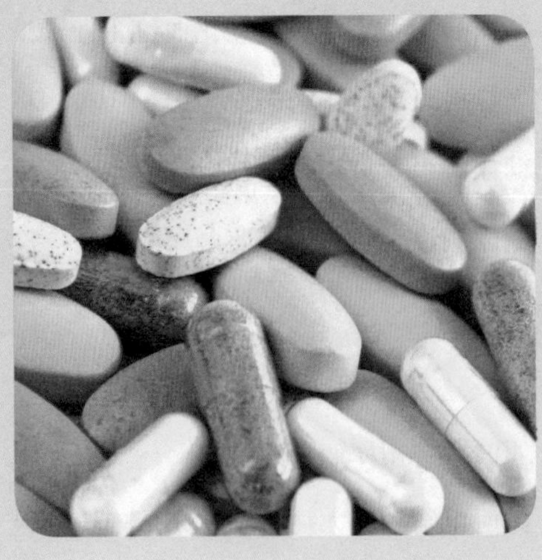

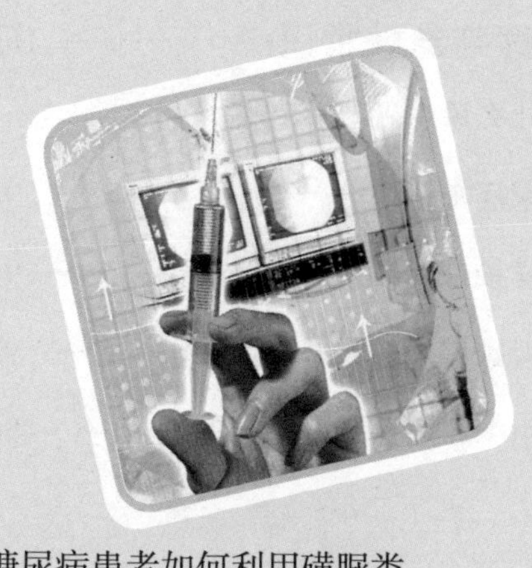

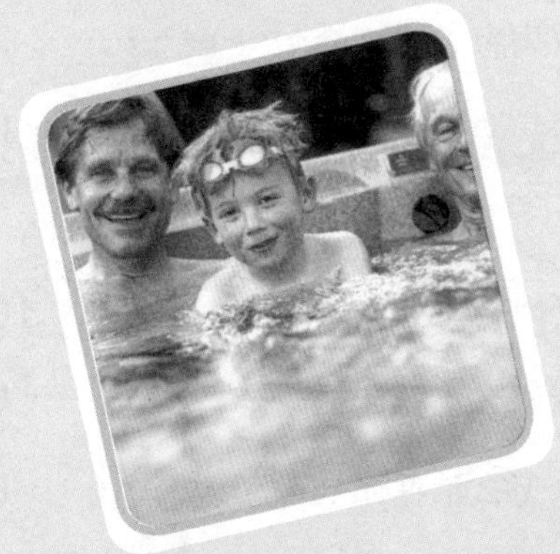

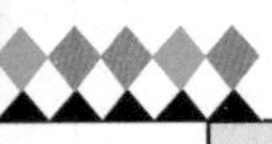

Part 2 中篇 糖尿病与饮食健康 97

引发糖尿病的原因有很多，但主要是与人们的日常饮食习惯有关。所以，糖尿病患者在生活中注意饮食或吃一些有利于调节血糖的食物，不但有利于糖尿病的治疗，还能预防糖尿病并发症的发生。

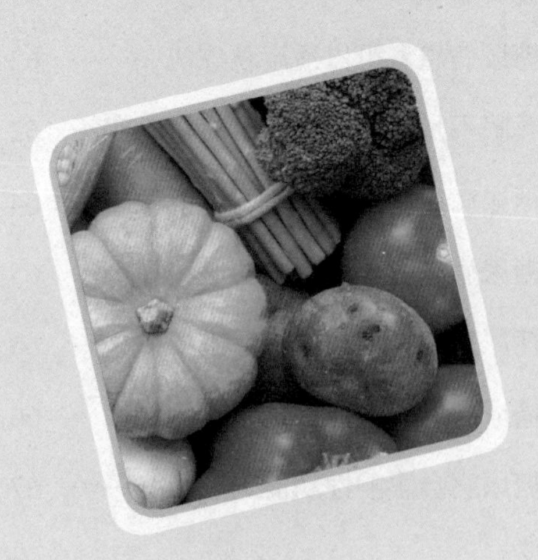

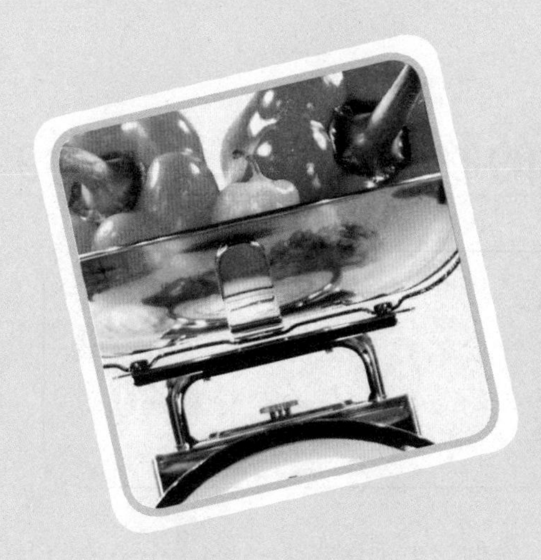

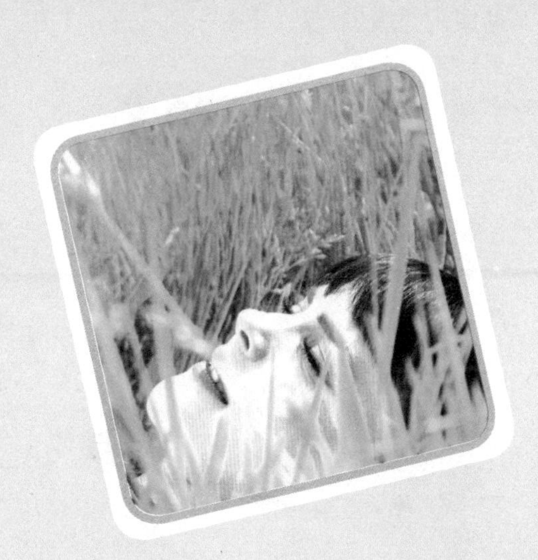

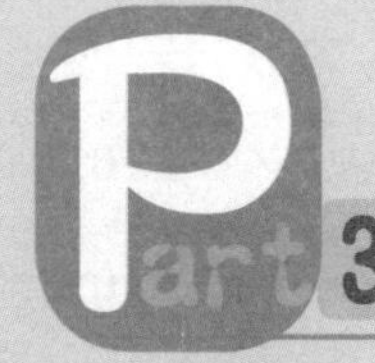

Part 3 下篇 糖尿病的物理疗法 109

目前尚无根治糖尿病的方法，但是，通过多种治疗手段可以控制好糖尿病，如药物治疗、饮食治疗，还有物理治疗。物理治疗是一种比较传统和历史悠久的方法，在治疗糖尿病的过程中占有重要地位。

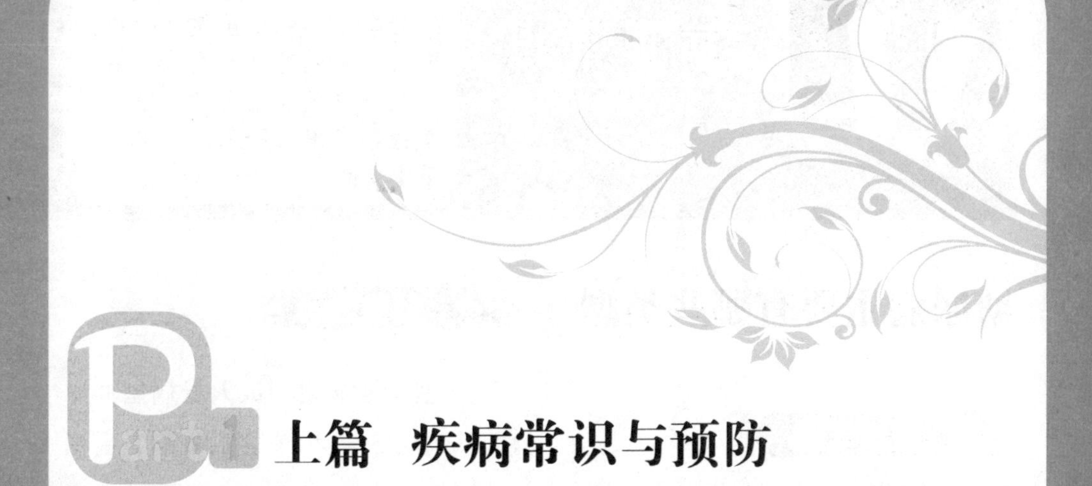

Part 1 上篇 疾病常识与预防

糖尿病是现代疾病中的第二杀手，其对人体的危害仅次于癌症。这种疾病的发生有很多种原因，有人甚至笑称其为“富贵病”。其实，糖尿病发病后并不只是这样，还会引起一系列并发症，严重影响人的正常生活及生命安全。

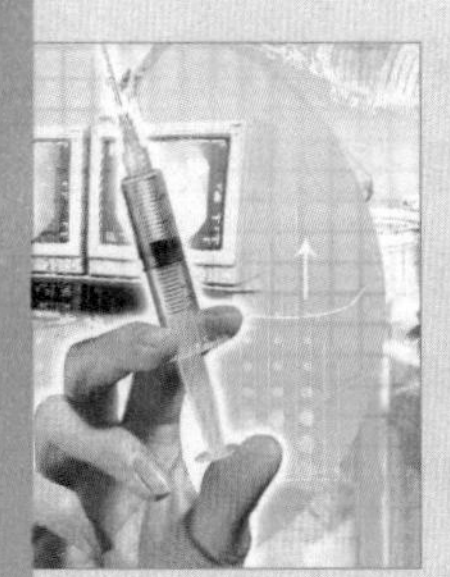

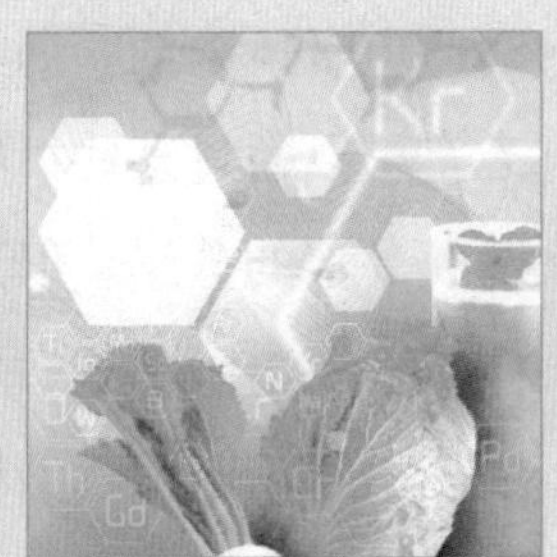

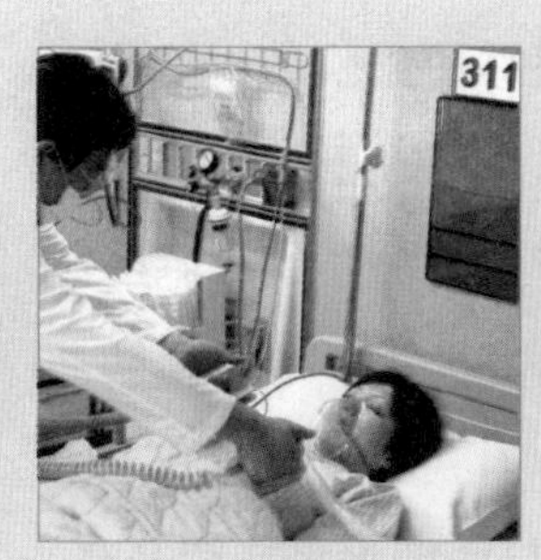

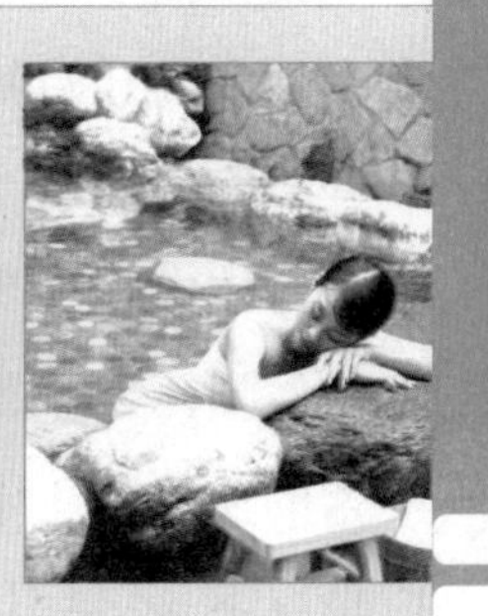

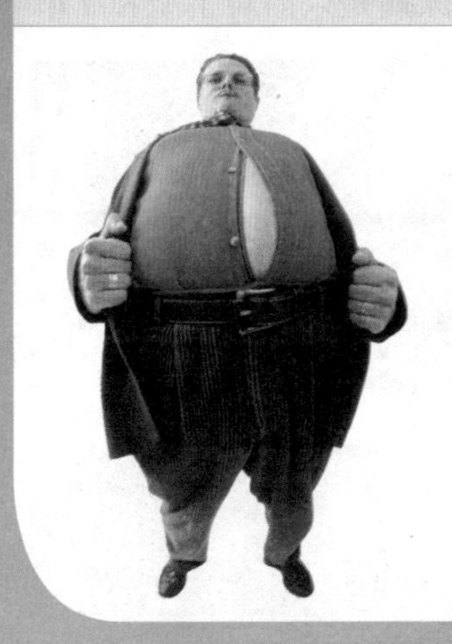

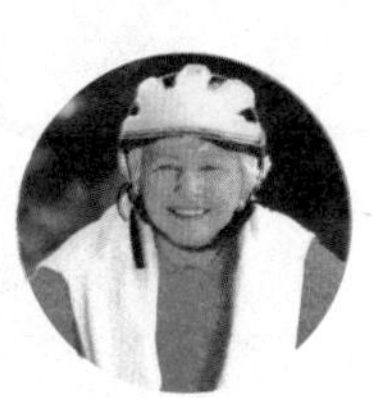

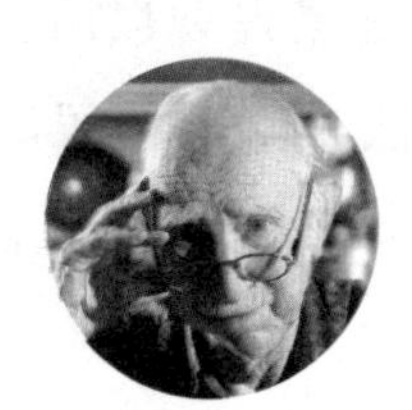

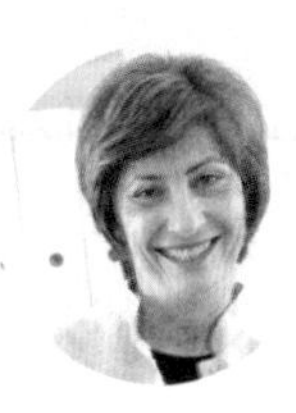

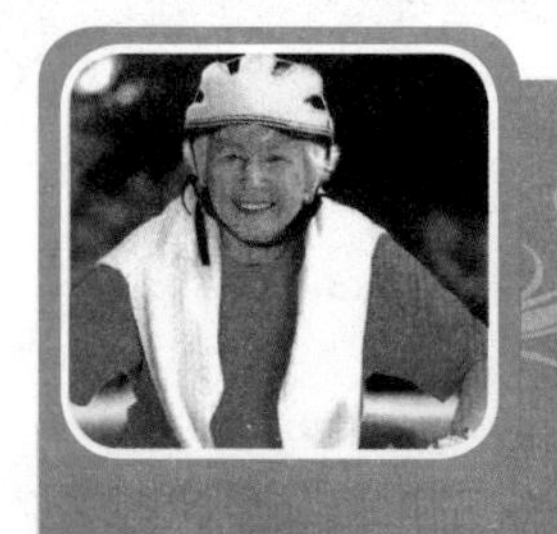

病理常识

与糖尿病作斗争需要有足够的耐心和积极乐观的心理，因为糖尿病是终身疾病，不是一朝一夕就能治愈的。所以，掌握些实用的糖尿病知识是非常重要的。

糖尿病主要有哪些类型

1 1型糖尿病

1型糖尿病又叫青年发病型糖尿病，这是因为它常常在35岁以前发病，占糖尿病的10%以下。1型糖尿病是依赖胰岛素治疗的，也就是说患者从发病开始就需使用胰岛素治疗，并且终身使用。原因在于1型糖尿病患者体内胰腺产生胰岛素的细胞已经彻底损坏，从而完全失去了产生胰岛素的功能。在体内胰岛素绝对缺乏的情况下，就会引起血糖水平持续升高，出现糖尿病。

在1921年胰岛素发现以前，人们没有较好的方法来降低糖尿病患者的血糖，患者大多在发病后不久死于糖尿病的各种并发症。随着胰岛素的发现和应用于临床，1型糖尿病患者同样可以享受正常人一样的健康和寿命。

2 2型糖尿病

2型糖尿病也叫成人发病型糖尿病，多在35～40岁之后发病，占糖尿病患者90%以上。2型糖尿病患者体内产生胰岛素的能力并非完全丧失，有的患者体内胰岛素甚至产生过多，但胰岛素的作用效果却大打折扣，因此患者体内的胰岛素是一种相对缺乏。可以通过某些口服药物刺激体内的胰岛素的分泌。但到后期仍有部分患者需要1型糖尿病那样进行胰岛素治疗。胰岛素依赖型糖尿病和非胰岛素依赖型糖尿病是以前对Ⅰ型和2型

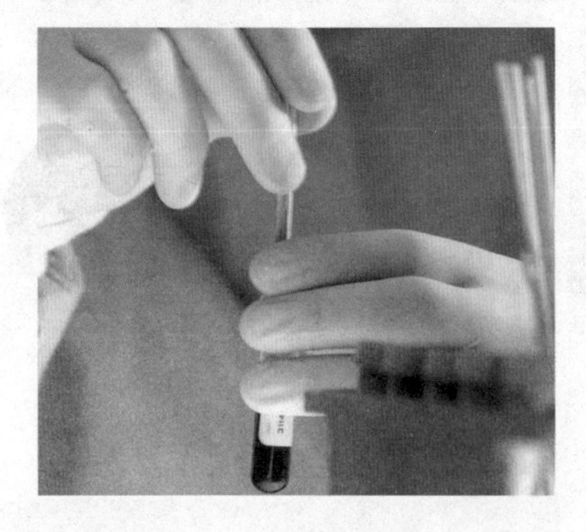

糖尿病的叫法，由于这种叫法常常会引起糖尿病患者对胰岛素治疗的误解，现已被国际和国内的糖尿病界弃之不用。

3 妊娠糖尿病

妊娠糖尿病是指女性在怀孕期间患上的糖尿病。临床数据显示有2% ~ 3% 的女性在怀孕期间会发生糖尿病，患者在妊娠之后糖尿病自动消失。妊娠糖尿病更容易发生在肥胖和高龄产妇。有将近30% 的妊娠糖尿病女性以后可能发展为2型糖尿病。

4 其他类型糖尿病

其他类型糖尿病包括一系列病因比较明确或继发性的糖尿病，这些糖尿病相对来说比较少见。

糖尿病是否会遗传

目前，对糖尿病的病因和发病机制还不完全清楚，所以至今糖尿病尚无根治措施。采用饮食、运动、药物等综合疗法只能有效地控制病情，还不能根治糖尿病。有些糖尿病的病情很轻，经过一段正规治疗，血糖可以降至正常，甚至不用药也可以将血糖维持在正常范围，这并不说明糖尿病已被治愈，如果放松治疗，糖尿病的表现会卷土重来。因此，就目前而言，糖尿病是一种需要终身防治的疾病。虽然糖尿病不能彻底根治，但只要患者坚持治疗，糖尿病病情是可以控制的。糖尿病本身并不可怕，可怕的是其各种并发症，所以糖尿病患者只要坚持长期治疗，与医生密切配合，稳定控制糖尿病，就可以防止或延缓糖尿病慢性并发症的发生和发展，从而达到健康与长寿的目的。

糖尿病是有遗传性的，糖尿病患者的子女肯定比非糖尿病患者的子女容易得糖尿病。如果父母双亲都是糖尿病患者，那么子女得糖尿病的机会更大。1型和2型糖尿病均有遗传倾向，它们遗传的不是糖尿病本身，而是糖尿病的易感性，易感性使这些人

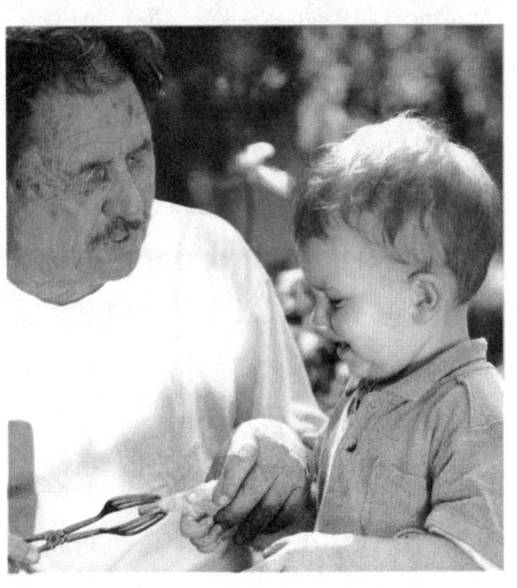

比一般人容易得糖尿病。与1型糖尿病相比，2型糖尿病的遗传倾向更加明显。但这并不是说，糖尿病患者的子女就一定得糖尿病。研究表明，即使父母均为2型糖尿病患者，其子女的糖尿病患病率也不超过20%。糖尿病有遗传倾向，但可以预防。糖尿病的发生是遗传因素和环境因素共同作用的结果，缺少任何一种因素都不会发病，因此，减少或消除糖尿病的诱发因素就可以减少或避免糖尿病的发生。

糖尿病都有哪些典型症状

糖尿病典型的症状是“三多一少”，即多尿、多饮、多食及消瘦。

1 多尿、多饮

把多尿多饮放在“三多”之首，是因为多尿多饮在“三多”中最为常见，约有2/3的糖尿病患者有多尿多饮。这里把多尿放在前面，多饮放在后面也是有所考虑的，这是因为多尿与多饮是一个因果关系，多尿是多饮的原因，多饮是多尿的结果。也就是说，糖尿病患者不是“喝得太多，不得不尿”，而是“尿得太多，不得不喝”。糖尿病患者血糖升高，而高血

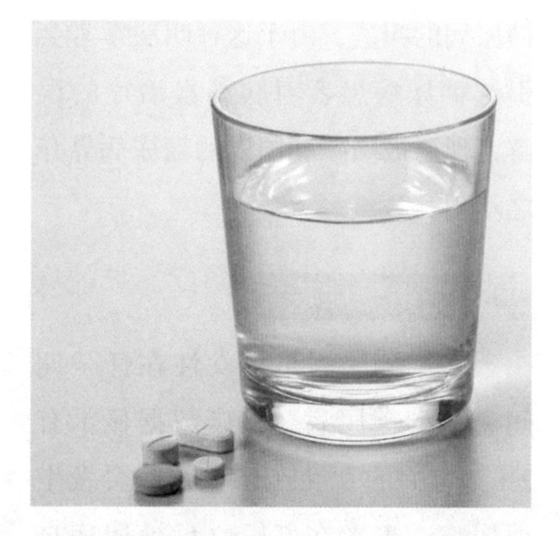

糖对人体损害很大，人体为了保护自己，不得不通过尿液排出多余糖分，致使尿量明显增多。人如果尿得太多，体内损失了大量的水分，就会感到口渴难忍。多尿多饮的临床表现为，口唇干燥，舌头发黏，有时还发麻。每天饮水量应多于2升，白天、夜间尿次和尿量都多，特别是夜间尿多。有的人喝了很多水，肚子都胀了，仍感到口渴。也有的人口干，却不想喝水，中医称这种情况为“渴不欲饮”，认为是体内湿热郁积所致，虚热则口干，湿滞则不欲饮。这里说约有2/3的糖尿病患者有多尿多饮症状，也就是说，还有1/3的患者多尿多饮或者多尿多饮的症状不太明显。

2 多食

由于尿中丢糖过多，身体不能很好地利用糖分，机体处于半饥饿状态，

能量缺乏引起食欲亢进，食量增加，血糖上升，尿糖增多。

约有一半的糖尿病患者有多食症状，表现为饭量比以前增大，或者进食明显多于同年龄、同性别、同劳动强度者时，仍有饥饿感。一般来说，成年人随着年龄的增大，人的食量会逐渐减少，性别、年龄和活动量相近者饭量应该相差不多。如果一个人突然或者逐渐食量增加，反而体力不支，体重下降，就要高度怀疑发生糖尿病的可能性。

3 消 瘦

由于胰岛素不足，机体不能充分利用葡萄糖，使脂肪和蛋白质分解加速来补充能量和热量。其结果使体内糖类（碳水化合物）、脂肪及蛋白质被大量消耗，再加上水分的丢失，患者体重减轻、形体消瘦，严重者体重可严重下降，以致疲乏无力、精神不振。

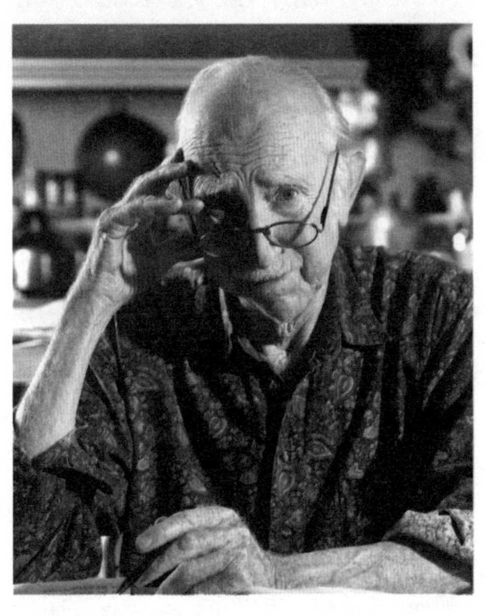

除此之外，有些糖尿病患者还出现了皮肤瘙痒、视力下降等症状。也有手足麻木、心慌气短、腹泻、便秘、尿潴留和阳痿等糖尿病慢性并发症的表现。

糖尿病的早期征象有哪些

糖尿病是现代生活中的一种典型的富贵病，它随着人们生活水平的提高和体力劳动的减少，而呈上升趋势。越是发达的国家，发病率越高；近年来我国的糖尿病发病率增长也很快。

糖尿病通常是由胰岛素在人体内绝对或相对缺乏造成的代谢紊乱而引起的，其病理变化涉及脂肪、糖、蛋白质等代谢紊乱，临床症状为血糖升高，尿中含糖，出现多饮、多食、多尿的“三多”现象，严重者往往会发生眼睛、心血管及神经系统并发症。

然而，不少糖尿病患者早期并没有明显征候，很容易失去警惕。等到觉得自已吃得较多、喝得较多时，往往已经重病缠身。怎样早期发现糖尿病呢？请注意以下 15 点。

糖尿病的信号及特点：

（1）8% 糖尿病患者的发病年龄在 45 岁以上，因此中老年人应定期做尿糖检查。

（2）注意此病具有遗传性。如果父母有一人曾患过此病，其子女的患病率较普通人要高出 25 倍。因此，父母患有糖尿病的子女应加强对本病的预防。

（3）常发生低血糖的人，易患糖尿病。

（4）口干口渴，夜间尤其严重，以致影响睡眠。

（5）皮肤感染。糖尿病患者的白细胞对细菌的吞噬杀灭作用降低，易反复出现癣症、毛囊炎等感染性皮肤病。

（6）已患有白内障、青光眼等眼疾的人，应警惕发生糖尿病。

（7）菱形舌炎。出现中央性舌乳头萎缩，表现为舌面中有一块没有舌苔覆盖的菱形缺损区。61.7% 的初期糖尿病患者会出现这种症状。

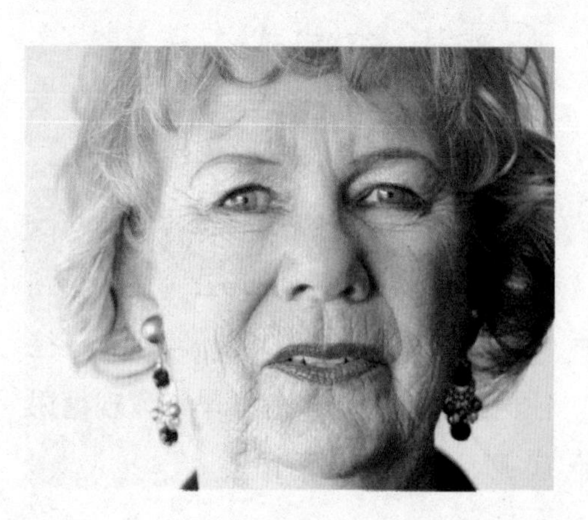

（8）难以控制的肺结核。糖尿病患者并发肺结核的概率比正常人要高出 4 倍左右，占糖尿病患者的 10% ~ 15%。这是因为糖尿病患者抵抗力低，高糖环境有利于结核杆菌的生长繁殖，故药物效果不显著，肺结核难以控制。

（9）排尿困难。一般由膀胱括约肌功能障碍所致，易并发尿路感染。据统计，出现此症状者，男性糖尿病患者占 42.3%，女性占 21.7%。

（10）阳痿。据统计，男性糖尿病患者并发阳痿的高达 50%，特别是肥胖者、中年人有阳痿者，更应该警惕是否已患上了糖尿病。

（11）周围神经炎。表现为手足麻木，伴有热感、虫爬感，行走时感觉似乎踩在棉垫上；有的则伴有强烈的疼痛。据统计，有以上症状者，占初期糖尿病患者的 40% 左右。

（12）高血压、高脂血症、动脉硬化、冠心病患者和肥胖者易患此病。

（13）女性上身肥胖。女性上身肥胖（指腰围与臀围的比值大于 0.7 ~ 0.85），不论其体重多少，葡萄糖耐量试验异常者高达 60%，而下身肥胖者无一例异常。女性上身肥胖可作为诊断糖尿病的一项指标。

（14）分娩巨大胎儿。婴儿出生时体重如超过 4 千克，称为巨大儿。有 15% ~ 25% 的糖尿病孕妇会分娩巨大儿。

（15）皮肤病变。一些皮肤病变常常与糖尿病有直接关系，下面介绍的一些皮肤病变，有助于及早发现和治疗糖尿病。

①糖尿病性溃疡。常发生于四肢末端，溃疡前会出现水疱，溃疡不易愈合并逐渐向深部发展。

②糖尿病性水疱疹。足缘、足趾、小腿外侧和手背发生紧缩性、灼伤样的小水疱，无疼痛感，2 周后自然痊愈而不留瘢痕，发病前无特殊诱因，有多发性。

③糖尿病性潮红。糖尿病患者，尤其是青年糖尿病患者，颜面和手足多有泛发性的淡红色斑，以额部更为明显，另外常同时伴有外侧眉毛脱落。

④皮肤瘙痒症。早期糖尿病患者即出现此现象，多发生于头皮、外阴、肛门等部位，也可发生全身瘙痒，另伴全身性皮肤干燥，手足部易裂。

⑤无汗症。特别是颜面多汗，而躯干，尤其是下半身出汗减少。

⑥皮肤硬肿。颈项、上背和肩部皮肤出现非凹陷性板状及皮肤硬死。

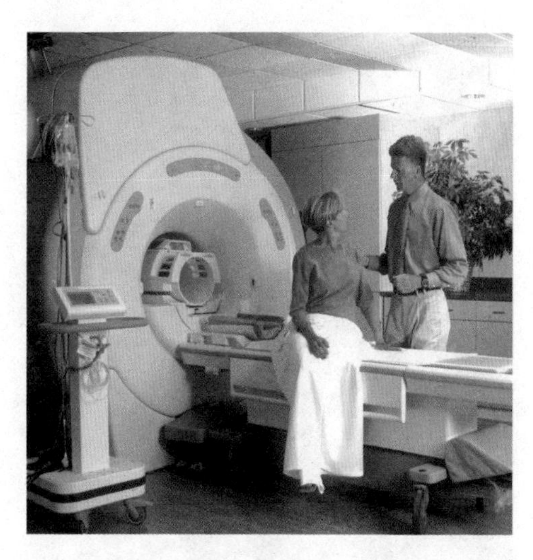

⑦胫骨前褐色斑。小腿胫骨前开始出现紫癜、红斑、小水疱，逐渐形成圆形褐色萎短斑，直径 0.5 ~ 25 厘米，轻度凹陷，无自觉症状。

⑧黄色瘤。在四肢外侧，尤其是头面、肘、背、膝、臀部常出现对称性的黄色结节，周围轻度潮红，常急速成群发生。

⑨环状肉芽肿。多见于耳郭、手背、足背的一种淡红色环状结节。

⑩类脂性渐进性坏死。好发于下肢，表现为边缘清晰的橙黄色萎缩斑，中央硬化，伴有毛细血管扩张，有时还会形成溃疡。

糖尿病易患人群有哪些

1 有糖尿病家族史的人

科学研究证实，糖尿病是一种

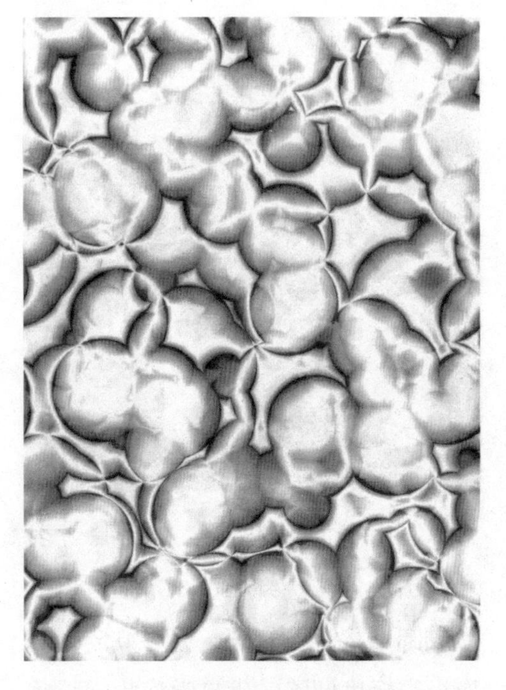

遗传性疾病。遗传学研究表明，因调节血糖的基因组合异常而导致发病。调查中发现，糖尿病患者的亲属比非糖尿病患者的亲属发病率高得多。其父或其母有糖尿病者发病率为8.33%，其亲胞有糖尿病者发病率为1.62% ~ 5.85%。一般认为，隐性遗传常隔代或隔数代，糖尿病患者遗传给下一代的不是病本身，而是遗传容易发生糖尿病的体质，即突变基因遗传，临床称之为糖尿病易感性。糖尿病易感者，对胰岛素的适应能力很差，极易发生糖尿病。

2 精神紧张的人

人不同于动物，人是有复杂的思想和心理活动的，故心理治疗对糖尿病血糖控制至关重要。一方面精神紧张可能造成血糖波动；另一方面，血糖波动又会引起精神紧张，结果陷入恶性循环的怪圈。精神紧张、忧虑、愤怒、焦急、恐惧等，都会促使交感神经兴奋性增强，人体内的肾上腺素和肾上腺皮质激素等浓度急剧升高，血糖水平上升，血脂分解加速，甚至会造成酮症。反过来血糖升高、酮体阳性又会加重患者的心理负担，使患者心烦意乱，从而进一步刺激交感神经。

3 肥胖的人

肥胖往往是多种疾病共同的病理基础。例如高血压、高血脂、胆囊疾病、高尿酸血症与痛风、糖尿病等，都与之有关。

肥胖者为何易患糖尿病呢？主要有3个方面的因素：

首先，肥胖者体力活动减少，活动不便，糖代谢减慢，血糖容易升高。

其次，肥胖者往往同时伴有高血压和高脂血症，血黏度也高，这又是诱发糖尿病的危险因素。

最后，肥胖者脂肪细胞肥大，脂肪细胞上受体的密度减低，对胰岛素的敏感度减退，血糖容易升高。

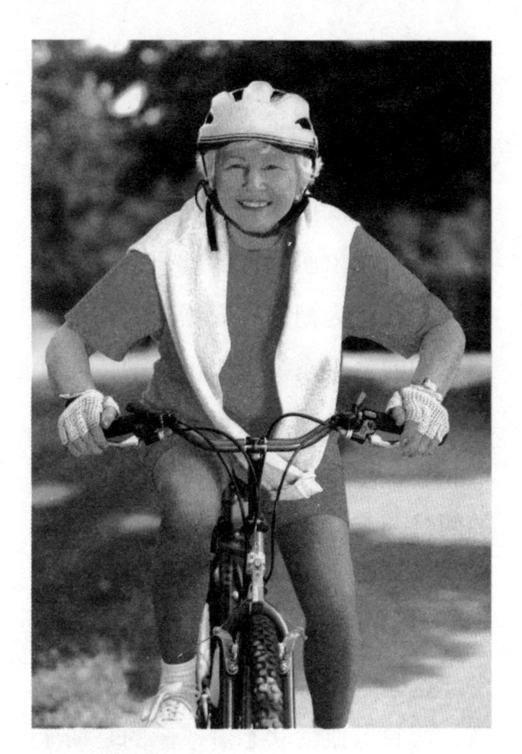

4 老年人

（1）饮食不合理不科学，基础代谢率下降。

（2）体力活动减少。

（3）全身各器官衰老、不协调，胰岛细胞衰老，胰岛素产量、质量下降，机体消除氧自由基的作用下降。

总之，老年人的身体各脏器逐渐趋于老化，在罹患糖尿病的基础上，身体损伤更甚，以致表现为各种并发症。

此外，高血压、高血脂、高血黏、高尿酸和高胰岛素血症患者，也是糖尿病高发人群。另外，据有关部门调查，吸烟者比不吸烟者糖尿病发病率高1倍以上。

5 更年期妇女

糖尿病是一种多基因遗传病，其主要病因是由于胰岛细胞中的胰岛素分泌减少。中年期后发病增多，40岁以后发病的占发病患者总人数的75%以上，女性更年期的生理变化也开始于40岁左右，这两类生理和病理的变化正好处于同一年龄阶段，因此，更年期女性发生原发性糖尿病的比率要比年轻人高。

健康小常识

我国的糖尿病流行病学特点

1. 患病率低，而患者绝对数高，拥有仅次于美国的世界第二大糖尿病患者群。

2. 患者多，但发现率低，约60%患者未被发现。

3. 中国人群糖尿病90%以上为2型糖尿病。

4. 发病率逐年上升，1980~1995年的15年间增加4倍多。

5. 半数以上为糖尿病前期，最近报告糖尿病前期发病率占糖尿病总发病率的59.7%。

6. 发病率城乡差别大，富裕地区与贫穷地区差别大。

7. 发病年龄有年轻化趋势。

8. 并发症可波及全身各个系统，特别是眼睛、肾脏、心血管系统、神经系统等组织器官。

什么是糖尿病的“黎明现象”

糖尿病患者黎明时分出现的高血糖症就是所谓的“黎明现象”。这类患者白天时血糖控制还算满意，只是在每天早晨血糖很高。仔细地测定血糖可以发现，患者前半夜血糖还不太高，从清晨4时左右血糖逐渐升高，到早晨查血糖时，血糖已经相当高了。引起空腹高血糖现象的主要原因可能有两种，其一是晚间药量不够，或者用药时间过早，结果药物的效力不能迁延到早晨，致使清晨4时起血糖逐渐升高，这就是“黎明现象”；另一种情况实际上不应叫做“黎明现象”，而是“苏木杰”反应，也就是说患者在睡眠中曾发生过低血糖症，不过这种低血糖症是在不知不觉中发生的，所以我们观察到的现象仅仅是早晨出现的高血糖。这两种情况的病因和处理截然不同，所以必须加以鉴别：前一种情况可能需要推迟晚间用药的时间，或者加大药量；后者则需要减少用药，以避免睡眠中发生低血糖症。夜间进行的血糖测定是鉴别这两种情况的主要方法。

糖尿病患者的“苏木杰”反应是指低血糖后的反跳性高血糖。大家知道，低血糖会在短时内会给人体带来严重危害，因此人体内的升糖机制是十分强大的，以防低血糖症的发生。一旦发生了低血糖，肝脏就会立刻加紧工作，放出所储存的糖分，并将其他物质转化为糖以补充糖分的不足。神经和内分泌系统也积极活动，使肾上腺素、胰升糖素、肾上腺糖皮质激素和生长激素分泌增多，以刺激血糖的回升。与此同时，胰岛素等降糖激素分泌减少，糖分变为糖原或者转化为其他物质加以储存的量也显著减少。这些变化都会使患者血糖迅速升高，摆脱低血糖状态。遗憾的是糖尿病患者的降糖功能不那么有效，这种

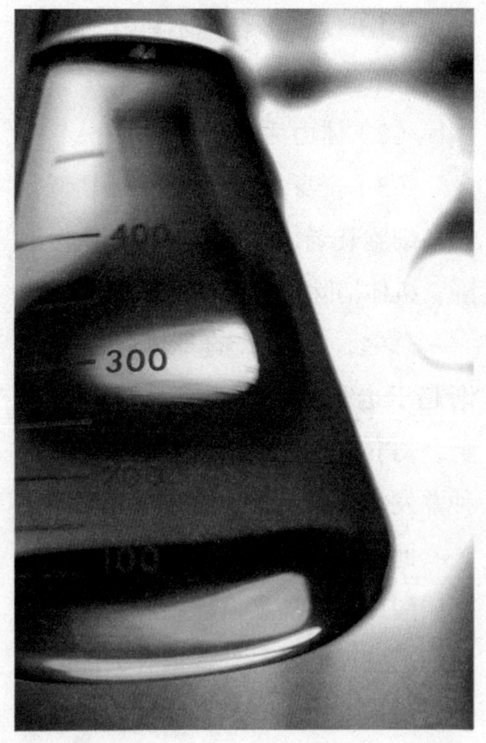

低血糖后的反跳性高血糖很难控制，结果往往矫枉过正，使病情又走到另一个极端，从低血糖变成了高血糖。所以“苏木杰”反应造成血糖的波动，对糖尿病患者是十分不利的，必须设法避免。避免“苏木杰”反应的唯一有效办法就是合理安排饮食、运动和药物治疗，使患者不发生低血糖症。

糖尿病六大奇征指什么

一直以来，在人们印象中糖尿病的典型症状是“三多一少”，即多饮、多尿、多食及体重减少。但是，随着糖尿病治疗的进一步深入，大量的临床经验表明，糖尿病还存在很多以往很少甚至没有察觉的征象，而且变得越来越异常突出。总结起来，这类征象主要有六种：

1 跟腱反射减弱

跟腱反射是检查神经功能的方法，具体是用诊锤叩击后部的跟腱，正常反应为腓肠肌收缩，足向跎面屈曲。糖耐量试验异常者跟腱反射消失的约占一半以上，而正常人仅占4%左右。而且，病程越长的跟腱反射低下或消失的发生率越高。不过，目前此项检查已成为对早期发现糖尿病检

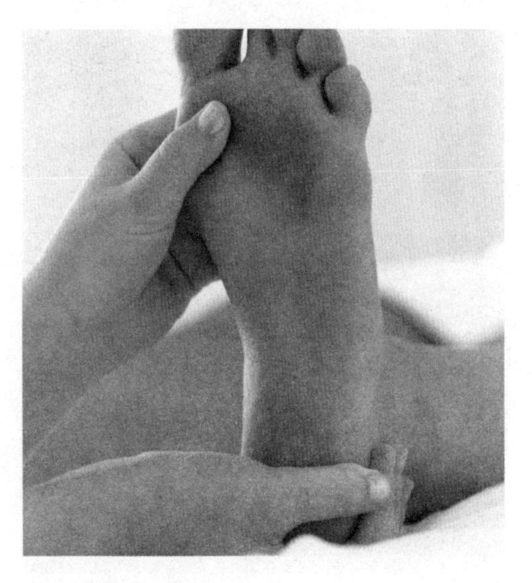

查的重要手段之一。

2 排尿困难

主要表现有排尿意识低下、排尿间隔时间延长以及排尿困难、膀胱内余尿增多、膀胱扩张等症状。严重者可出现尿路感染、尿液逆流、肾衰竭等并发症，甚至会引起菌血症，一旦发生后难以医治，预后十分不良。所以，中老年男性出现排尿困难时，不应只考虑前列腺肥大，还应联系到是否患有糖尿病。

3 瞳孔变小

临床上，用红外线电子瞳孔计精密测定瞳孔的面积，正常人平均为15.4 ± 6.8平方毫米，而糖尿病患者则平均为（12.5 ± 5.8）平方毫米（男女患者大致相同）。同时为检查眼底，

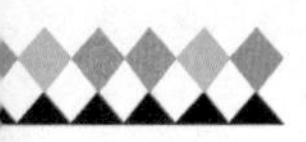

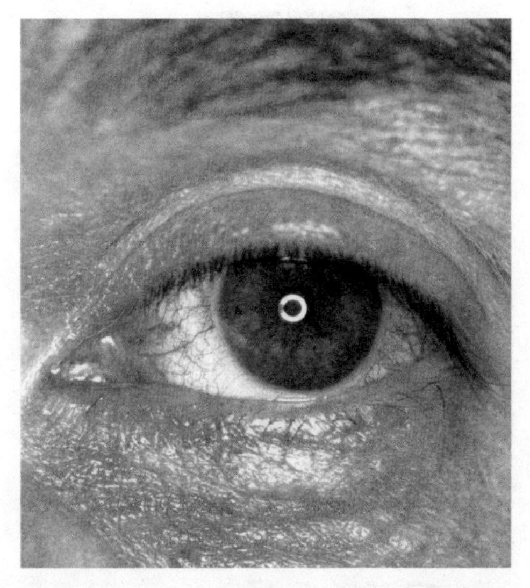

常需要扩瞳，但糖尿病患者对扩瞳药反应不敏感，扩大瞳孔效果较正常人要低。这种异常反应与糖尿病所引起的交感、副交感自主神经病变有关。

4 阳　痿

据有关统计表明，男性糖尿病患者中合并阳痿症者占总发生率的50%左右，不过，其发病机制有一半以上是功能性而非器质性，经过适当治疗可以改善并逐步恢复阴茎勃起功能。

5 女性上身肥胖

肥胖易患糖尿病。上半身肥胖，腰围与臀围之比大于0.7的女性，不论其体重如何，糖耐量试验异常要占60%以上。专家提示，当腰围、臀围的比值大于0.85时，必须做糖耐量试验检查，这可能是糖尿病的症状表现。

6 手足挛缩

表现为手掌不能伸展，平放呈拱形，亦称“手挛缩”。手掌皮肤可触及索状硬结，按压有痛感，局部皮肤粗糙，严重者手指向掌心拘缩。这种现象见于足底，称“足挛缩”。其原因与手掌及足底部小动脉形成血栓而导致腱膜营养不良，及至纤维瘤样增殖有关。它属于糖尿病全身血管病变的一种表现。

糖尿病为什么需长期治疗

糖尿病是一种全身慢性进行性疾病。除少数继发性糖尿病外，原性糖尿病是终身性疾病。尤其是胰岛素依赖型患者，需终身胰岛素替代治疗。非胰岛素依赖型者，经适当的治疗后，病情可迅速得到控制。只要认真对待，精心治疗，2型患者都可以稳定病情。

影响糖尿病的因素较多，如劳累、失眠、感染、饮食不节、情志失调等，都可引起病情的复发和变化。因此，糖尿病必须坚持长期治疗，否则症状很快就重现，反复性大。

糖尿病对健康到底有什么危害

如果认为糖尿病只是一种糖代谢的不正常，对健康并无多大危害的话，那就完全错了，应该彻底纠正。糖尿病对健康的危害是很大的。因为糖是人体能量供应的主要物质，是为大脑、心脏等重要脏器提供热能的主要来源。如果血糖水平保持在一定范围之内，就能保证各脏器功能正常运行；如果一旦糖代谢紊乱，则会造成机体三大物质代谢紊乱，甚至危及生命。

人体日常活动的能量主要靠糖类来维持，糖尿病患者因胰岛素分泌绝对或相对不足，糖类经肠道吸收转变为葡萄糖，随即进入血液，但却不能在肝脏内转化为肝糖原储存，又难以被身体各组织中特别是肌肉组织吸收利用。如此一来，血糖浓度就会升高。

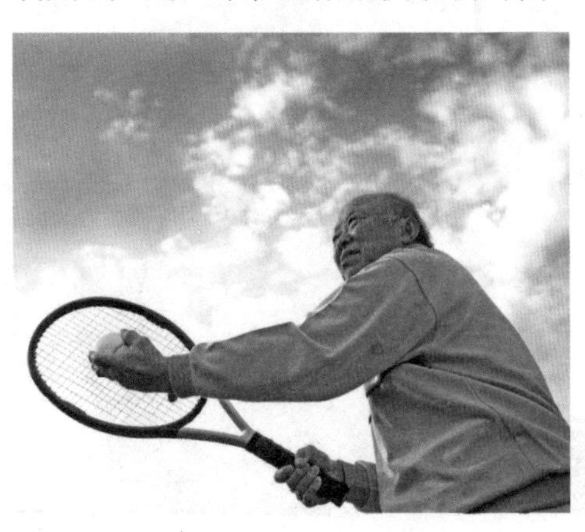

当血糖浓度高到超过肾糖阈8.9 ~ 10毫摩 / 升（160 ~ 180毫克 / 分升）时，肾小球滤过的葡萄糖就有部分不能被肾小管重吸收，葡萄糖就会流失（通过尿），于是机体就开始动用脂肪供给热量。但因胰岛素缺乏和对胰岛素不敏感，又引起了脂肪代谢紊乱，如高三酰甘油血症、血中极低密度脂蛋白升高、高密度脂蛋白降低及游离脂肪酸增加等。在胰岛素缺乏严重时，脂肪组织大量动员分解，脂肪分解后产生的酮体在体内脂肪分解后堆积，可使血酮体升高，造成酮血症，甚至酮症酸中毒及昏迷。

糖代谢紊乱时，肌肉和肝脏的蛋白质合成减少，分解增加，呈负氮平衡状态，而蛋白质分解的产物又是体内合成糖和生成酮体的原料，这是造成高血糖及酮症酸中毒的原因之一。由于蛋白质代谢呈负氮平衡状态，患者出现肌肉萎缩及疲乏无力。因人体抵抗疾病的抗体也是蛋白质合成的，所以抗体形成减少，抵抗力下降，糖尿病患者容易得结核病、皮肤坏疽、毛囊炎、泌尿系统感染及真菌性阴道炎等。另外，糖尿病患者存在的长期高血糖状态可使细胞外液渗透压增加，细胞内水分被吸到细胞外，造成细胞内脱水。同时，高血糖还可增加渗透压，使大量水、钠、钾、镁等电解质从尿中排出，引起患者体内水及电解质代谢紊乱。当血糖过高时，还可引起高渗性昏迷、酮症酸中毒昏迷、乳酸性酸中毒昏迷等，如不及时抢救常常导致死亡。糖尿病患者慢性高血糖可导致毛细血管基底膜糖蛋白合成增加，基底膜增厚，血管内皮细胞增生，周围细胞退变，管壁薄弱，通透性增加，加上脱水、血液黏性增加和血流缓慢等，可引起糖尿病慢性并发症，如糖尿病视网膜病变、糖尿病肾病、糖尿病神经病变和糖尿病性心脏病等。高血糖可引发一系列血流动力学变化，如血脂升高、血液黏度增加及糖尿病患者的大血管病变，主要是冠状、动脉粥样硬化、下肢动脉硬化及脑血管病变等。长期高血糖状态对胰岛细胞不断刺激，加重了胰岛 β 细胞的负担，使胰岛功能衰竭，病情进一步加重，进入恶性循环。

据世界卫生组织糖尿病专家统计，因糖尿病引起的失明的患者比一般人群高出 10 ~ 23 倍；糖尿病患者并发冠心病比一般人群高 3 ~ 5 倍；糖尿病性坏疽和截肢比一般人高 20 倍；脑血管病比一般人群高 2 ~ 4 倍；高血压病比一般人群高 17 倍。目前糖尿病所导致的死亡率仅次于心血管、脑血管和肿瘤性疾病的死亡率。

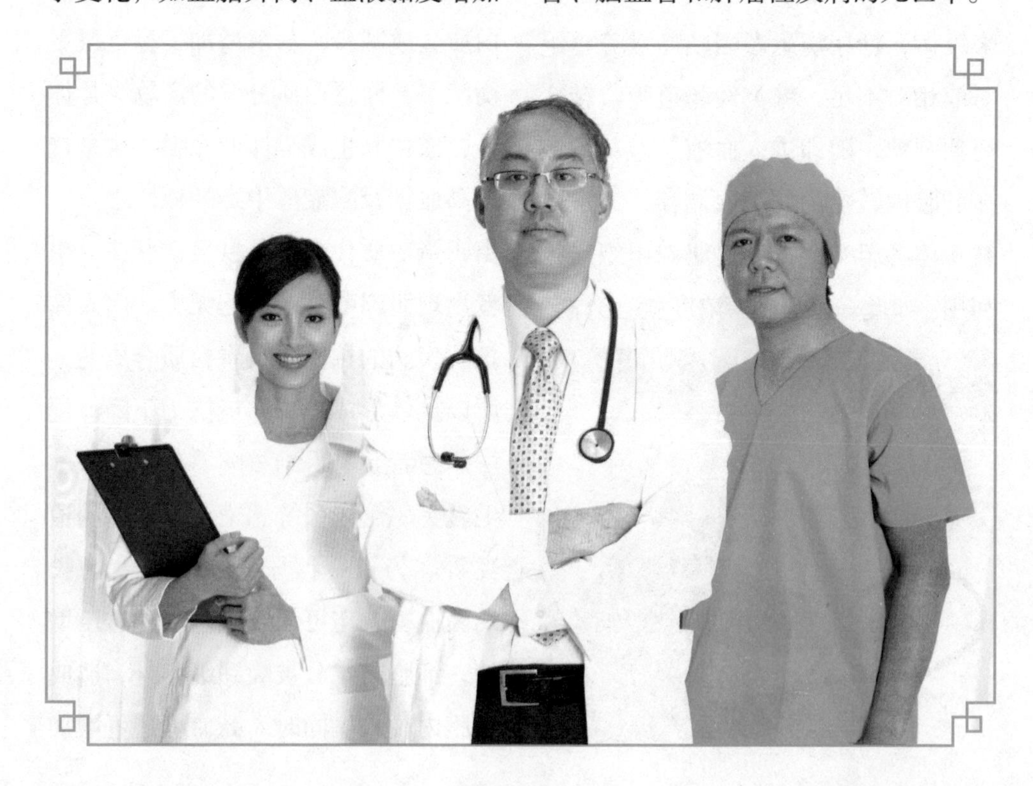

糖尿病是终身性疾病，患者一方面要经常接受专业系统的治疗外，还要做好日常的自我检查和保健。时刻关注自己的血糖值，掌握病情走向是治疗糖尿病的关键所在。

检测常识

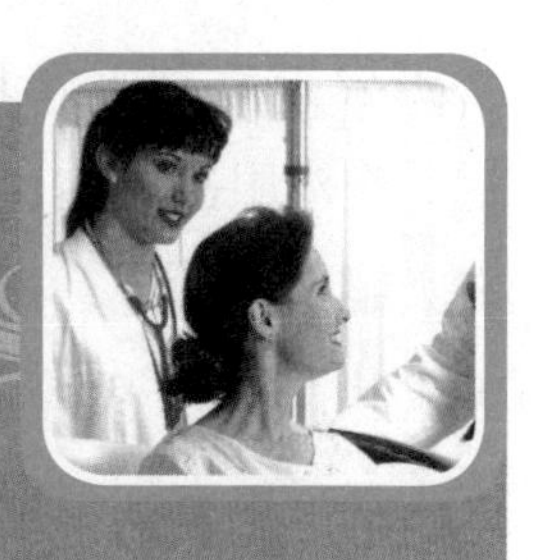

糖尿病患者宜全面检查身体吗

有人认为糖尿病是由于血糖升高导致的疾病，因此在确诊时只要注意查血糖就行了，没有必要进行全面查体。这种看法其实是不对的。

糖尿病患者宜全面查体，理由是：

（1）只有全面查体，才能尽早发现并发症，也才能更好地为观察疗效提供依据：因为2型糖尿病尤其是较轻的糖尿病患者，在血糖未超过其肾糖阈之前，尿中无尿糖出现。这时自觉症状较少，而这段时期有的患者可持续很长一段时间，但此时糖尿病慢性并发症已悄悄发生。如对这种患者在确诊时只注意检查血糖显然不够。国外有研究发现，糖尿病患者从患病到诊断之间有7～10年的时间间隔，也就是说许多2型糖尿病患者在确诊糖尿病之前，已不知不觉地受到糖尿病的损害多年了。尽管这个时期血糖不很高，但也容易出现并发症。国内曾在北方城市做过调查，表明尽管空腹血糖仅略高于7毫摩/升，许多患者却已有了多种并发症。因此在确诊糖尿病时，应注意全面查体，以早期发现并发症。如并发大血管病时，通过查血压，可判断有无高血压，查四肢感觉运动功能及血管搏动情况及病理反射症等，有利于发现有无脑血管病、下肢动脉栓塞、肢体坏疽等。

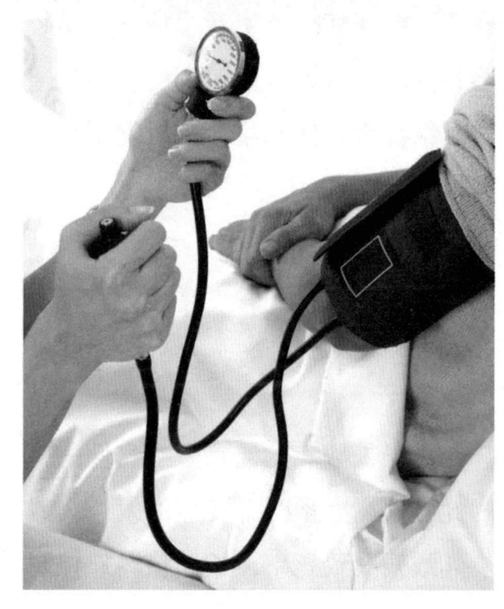

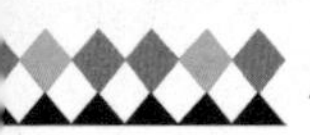

心脏检查有利于发现有无心脏并发症。查双眼晶状体、视力有利于发现有无眼部并发症。查颜面及双下肢有无水肿，有利于发现并发肾病的情况。查生理反射有利于帮助判断有无神经并发症等。这些检查为下一步诊疗措施提供导向，也为早发现早治疗，为提高治疗效果争取了时间与条件。反之如未全面查体，只注意血糖变化，即使血糖控制较好，并发症未治疗，也不可能得到较好疗效。

（2）只有全面查体，才能避免漏诊：如临床上常常见到糖尿病与甲亢并发的情况，因两者都具有乏力、消瘦等相同症状，有时很容易对伴发甲亢者遗漏甲亢的诊断，致使一些糖尿病患者尽管接受了较好的降糖治疗，仍然感觉效果不好。如果能注意在确诊糖尿病时查甲状腺情况，是较容易发现甲状腺有无病变的。当然通过仔细检查其他部位，也可发现有无其他伴发症。

糖尿病患者应如何定期查体

由于糖尿病的治疗是终身性的，因此必须高度预防并发症的发生，减少其致残及致死率，长期稳定地控制血糖、血脂及血压，这是非常必要的。

为了解不同的治疗对糖尿病患者的疗效就必须做病情记录和定期查体，才能为调整饮食、运动及药物治疗提供可靠的依据。做好病情记录还有利于糖尿病知识的传授及自我保健的开展。患者要做好病情记录，首先要做好疾病监测，进一步就会了解监测指标的临床意义，对其结果进行分析，也就学习了降糖药物的使用方法，对预防医源性低血糖的发生也大有好处。一般来说，新发现的和初次进行病情记录的患者，最好在糖尿病专科医生的指导下，建立一份较完整的病历，包括：

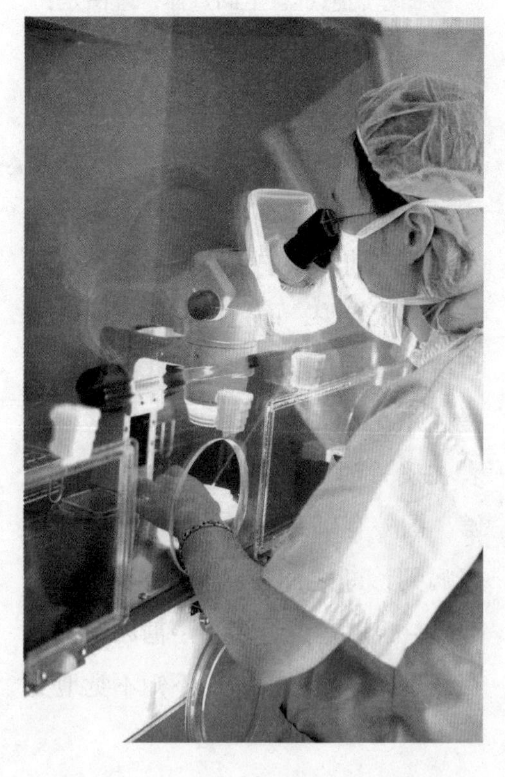

1 病 史

记录发病过程，有无急慢性并发症，如酮症酸中毒、高血压、低血糖、视网膜病、冠心病、肾病及神经病变等，记录既往用药情况，必要时可记录家族史、生育史等。

2 体格检查

记录身高、体重、血压、神经系统检查及眼底检查等。

3 实验室检查

记录尿糖、血糖、血脂、糖化血红蛋白及尿白蛋白以及心电图、胸部X线片等，必要时可行超声心动图、肌电图、眼底荧光造影等。

在初次建立完整的病历后，可根据自己的病情进行重点记录，例如有血压不正常者应多测血压，并发有肾病者多进行尿微量白蛋白检测，并发有高脂血症者勤查血脂。没有任何并发症的糖尿病患者，每6 ~ 12个月测定1次尿微量白蛋白，每1年测定1次血压。还有一点是共同的，那就是糖代谢异常的有关检查可安排频繁一些，尤其是血糖，有的需要1日内多次测定。

反映糖代谢水平的检查主要有：血糖代表抽血时的瞬间水平；24小

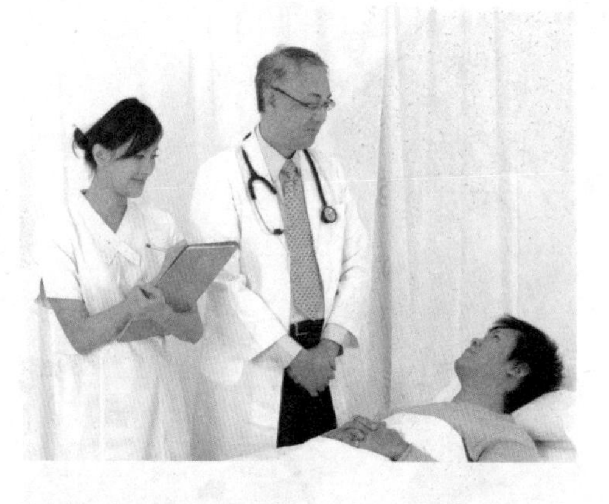

时尿糖定量代表1日尿中排出糖的总量；糖化血浆蛋白代表测定前1 ~ 3周的平均血糖水平；糖化血红蛋白代表测定前8 ~ 12周的平均血糖水平。

总而言之，糖尿病患者做好了病情记录和定期查体，对及时发现和处理一些新情况，以及疾病的诊治、改善预后都大有裨益。

糖尿病患者怎样自己观察病情

在糖尿病协会中有一句话十分流行，这句话就是“糖尿病患者的第一位医生就是他自己”。

糖尿病医生再高明，检测手段再先进，治疗方法再好，也没有糖尿病患者自己对病情的了解。想治好糖尿病是很难想象的，所以糖尿病患者必须亲自参加糖尿病的管理和治疗。

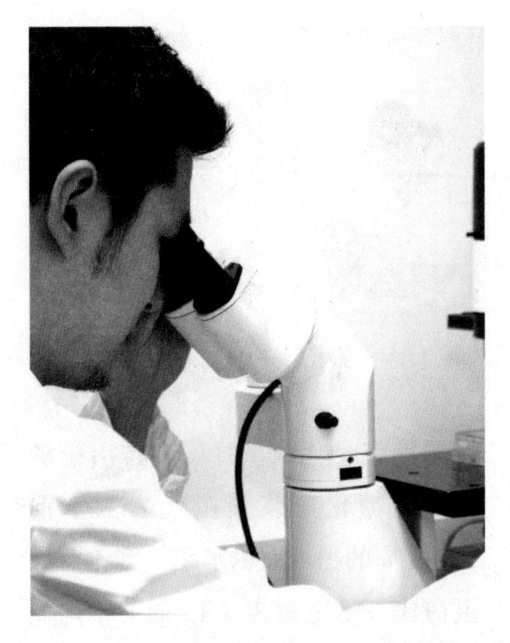

做好糖尿病病情观测记录，这是糖尿病患者自我管理的重要措施，它能够详细、真实、准确地反映出患者在日常生活中的病情变化。病情观测记录的内容至少应包括日期、进食量及饮食分配情况、四次尿或四段尿糖、24小时尿量及尿糖浓度、尿酮体水平、空腹和餐后2小时血糖水平、糖化血红蛋白水平、尿素氮或肌酐测定结果、口服药或者胰岛素使用情况、其中备注等。备注十分重要，在这里需要将特殊食品食用情况、劳累、生病、情绪波动、月经情况、有无低血糖症发生等等记录在案，看病时提供给医生，作为调整饮食、运动，特别是调整药物的重要依据。患者自己也可以根据病情观测分析自己的病情变化，总结出有益于病情控制的经验，以更好地控制、延缓或避免糖尿病急、慢性并发症的发生和发展。

自己如何正确监测血糖

糖尿病治疗与其他疾病相比，其特殊之处在于使用的药物剂量及饮食治疗方案，必须随血糖浓度变化而变化。因此，患者必须要根据自身情况变化而随时监测血糖浓度，以便及时调整治疗方案。否则，等到去医院看病，检测出结果后再调整治疗已来不及了。“三分靠医生，七分靠自己”，这是糖尿病治疗的一大特点。

从理论上说，糖尿病患者监测血糖次数越多越好，但现实生活中却很难做到。

在下列情况下最好监测血糖：

（1）有低血糖症状。如出现心慌、冷汗、发抖、手脚发凉、双眼发黑、饥饿感及全身无力等时，应立即监测血糖，直到血糖恢复正常。

（2）初用降糖药物者。为了摸索出一个合适的剂量（个体化，既良好控制血糖，又不引起低血糖的剂量），血糖监测不得少于每周4次。

（3）换降糖药种类时。

（4）胰岛素治疗者。

（5）血糖控制不良，正在调整降糖药剂量者，血糖监测每周至少 8 次。

（6）感冒、发热、细菌感染、过度悲伤等应激状态下，血糖往往升高，需监测血糖和增加监测血糖次数，以指导调整降糖药物剂量。

（7）住院患者监测血糖次数，可由经管医生根据实际情况决定。

（8）糖尿病症状如乏力、口干、多饮、多尿等又出现或加重时，应监测血糖，看血糖是否又升高了。

（9）糖尿病合并妊娠时，要勤监测血糖。

（10）糖尿病急性发症如合并有酮症或酮症酸中毒、高渗性昏迷、乳酸酸中毒等，需多次监测血糖，监测间隔以小时计算。

（11）血糖控制良好且稳定的门诊患者，每周最好监测血糖 2 ~ 3 次。

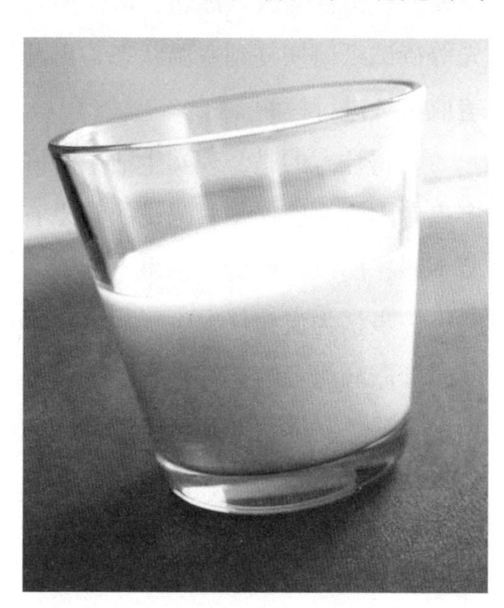

如何正确使用血糖仪

血糖检测仪是糖尿病患者自我监测尿糖的仪器，由于其操作简便，测试血糖快捷，而且比监测尿糖更为准确，备受广大患者的青睐。不过，使用血糖仪时，需注意以下几点：

1 检测间隔时间

血糖监测间隔时间应以将血糖控制在目标范围内为原则，视糖尿病类型和病情而定。最好按医生的建议检测血糖。一般来说，间隔时间的确定分以下四种情况：

（1）手术前后、感冒、旅游等情况下的血糖不稳定者：每天至少测 4 次，每次选不同的时间点。

（2）初发病及调整药物者：每周测 4 次，每次选 8 个时点中的不同时间点。

（3）全天血糖谱：包括三餐前后、睡前、夜间共 8 个时点，对病情不稳定者、妊娠糖尿病患者、使用胰岛素者适用，一般每 2 ~ 4 天测 1 次全天血糖谱。

（4）病情稳定者：每月测 4 ~ 7 次，每次选不同的时间点。

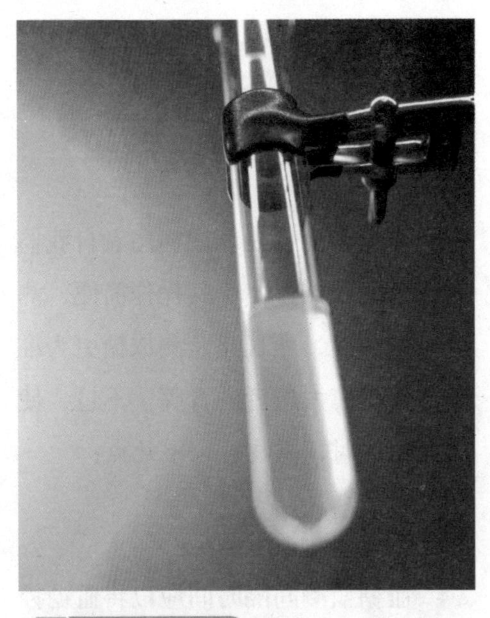

2 血样采集

患者彻底清洗和干燥双手；温暖并按摩手指以增加血液循环；将手臂短暂下垂，让血液流至指尖；用拇指顶紧要采血的指间关节，再用采血笔在指尖一侧刺破皮肤；刺破皮肤后不要加力挤压，以免组织液混入血样，造成检测结果偏差。

3 采血针的使用

采血针一经使用，其针尖会变钝，这样一来，再次使用时会增加疼痛感。更应注意的是，使用过的采血针上容易繁殖细菌，可能会直接危害健康。因此，血糖检测完毕后，最好立即将使用过的采血针妥当地弃置，不宜反复使用。

4 试纸的保存

（1）试纸应避光、干燥和密封保存。

（2）试纸筒盖内的干燥剂具有很好的干燥效果。每次取出试纸后，都应注意立即盖紧筒盖，以免在不知不觉中弄潮试纸，也可避免干燥剂因暴露在空气中而失效。

（3）旧试纸筒应丢弃，不要随使用旧试纸筒装盛其他东西（尤其是酒精），以免混淆筒盖，造成试纸受潮。

（4）保证未用的试纸始终储存在原装筒内；不要将试纸分装在其他容器（包括旧筒）内。不要将已用过的试纸混装在现用的试纸筒内。注意试纸失效期，并确保在有效期内用完。

（5）试纸通常需要保存在阴凉干燥处，但如需放入冰箱，取出后应先等待试纸筒恢复到室温状态，再开盖取试纸进行检测。

值得注意的是，现实生活中有许多患者因为血糖仪每次测试的结果有所不同，所以怀疑检测结果不准确，并进一步认为血糖仪发生了异常。其实，糖尿病患者与正常人一样，其血糖水平除受身体状况和自身激素变化的影响外，还受情绪、饮食、运动及药物等的影响，所以一天中血糖值都在不断变化，从而使得每次测得的血糖值有差异。当然，如果在同一时间连续测 2 ~ 3 次，检测结果仍然相差很大，就应检查一下测试步骤是否正确、试纸是否过期，以及血糖仪是否有故障。如有疑问，可到医院向专业人士请教。

5 血糖仪的存放

血糖仪的保存应在 10 ~ 40℃，以免因温度过高或过低而遭受损坏，影响检测结果。相对湿度应在 85% 以下。同时应避免将血糖仪存放在电磁场（如移动电话、微波炉等）附近。

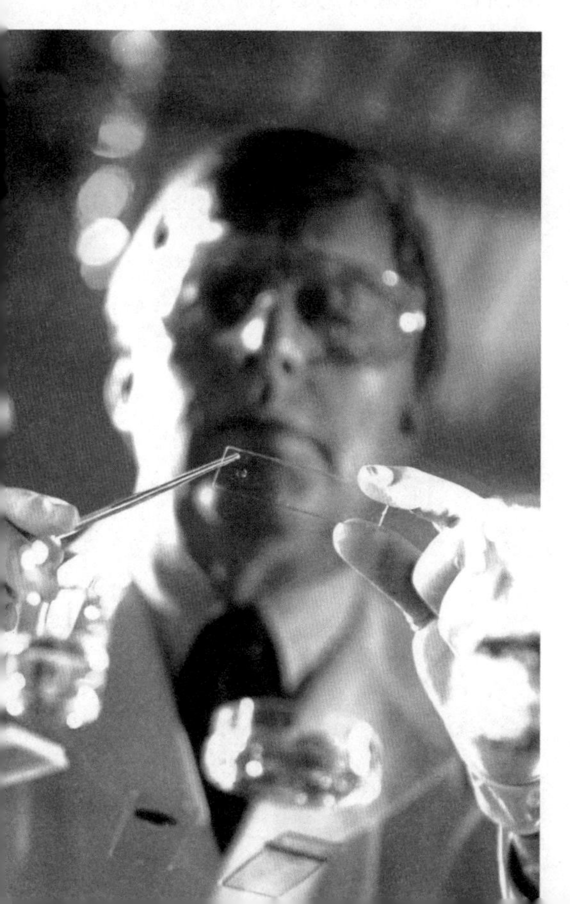

低血糖反应可以避免吗

在糖尿病的治疗过程中，患者常常因各种原因而出现低血糖反应，因而有人认为糖尿病治疗中的低血糖反应是无法避免的。其实并不正确，低血糖反应是完全可以避免的。

想知道怎么避免低血糖反应，第一要了解什么是低血糖，它有什么危害性。低血糖不是一种单一的疾病，而是一种病理现象。它是由于各种原因使血糖下降至正常值以下，引起的中枢神经系统因葡萄糖供应不足而导致功能异常的一种临床综合征，同时伴有不同程度的交感神经兴奋症状。血糖是机体组织细胞能量代谢的主要来源之一，在生理条件下，一半以上的机体能量来源于葡萄糖的分解，而其中约 60% 被中枢神经系统所利用。因脑组织不同于其他细胞，其能量代谢几乎全部需要由葡萄糖的分解来完成，而脑细胞储存葡萄糖的能力是十分有限的，一般每克脑组织仅存约 0.5 毫克葡萄糖。按正常代谢需要量，0.5 毫克的葡萄糖仅能维持正常中枢活动 5 ~ 10 分钟。因此，正常脑细胞活动需以正常的血糖供应为基础，长期持续低血糖将导致脑组织的不可逆性损害。下述因素能使治疗中的糖尿病患者容易出现低血糖反应：

1 相对性低血糖

相对性低血糖即患者在治疗糖尿病时血糖较高，经用胰岛素后在短时间内血糖下降较快或下降幅度过大，会出现出汗、心慌、手抖、饥饿等低血糖症状。此种情况发生时，实际监测的血糖仍可在正常范围或稍高于正常。

2 胰岛素治疗期间

（1）胰岛素注射的部位不当，使吸收的胰岛素时多时少，出现低血糖。

（2）胰岛素剂量过大或病情好转后未及时减少胰岛素剂量；注射混合胰岛素时，长、短效胰岛素剂量的比例不当，长效胰岛素比例过大，易出现夜间低血糖。

（3）部分糖尿病患者的病情不稳定，治疗中易出现低血糖。

（4）注射胰岛素后没有按时进餐，或因食欲不好未吃够正常的饮食量。

（5）临时性体力活动过大，没有事先减少胰岛素剂量或增加饮食量。

3 口服磺脲类降糖药物不当

尤其是某些半衰期长、消除缓慢的磺脲类药物，如格列本脲用于糖尿病老年患者，由于其肝肾功能减退，致使格列本脲排泄缓慢，血中药物浓度持续时间长，更易发生低血糖反应。产生低血糖的机制是通过过多地刺激胰岛素释放和抑制肝糖原的输出造成的。除老年患者外，营养不良、肝肾功能不全或同时服用磺胺药、水杨酸、肾上腺素能 β 受体阻滞剂等均可增强磺脲类药物的降糖作用而引起低血糖。

总而言之，糖尿病患者发生低血糖，容易对中枢神经系统产生损害，尤其是老年患者或严重而持久的低血糖患者，可引起中枢神经系统不可逆的损害。除表现为肾上腺素能样作用（如心悸、手抖、饥饿等）外，患者还表现为中枢神经功能障碍，包括头痛、视物模糊、精神病样发作、阿尔茨海默病、癫痫发作、局部性神经病

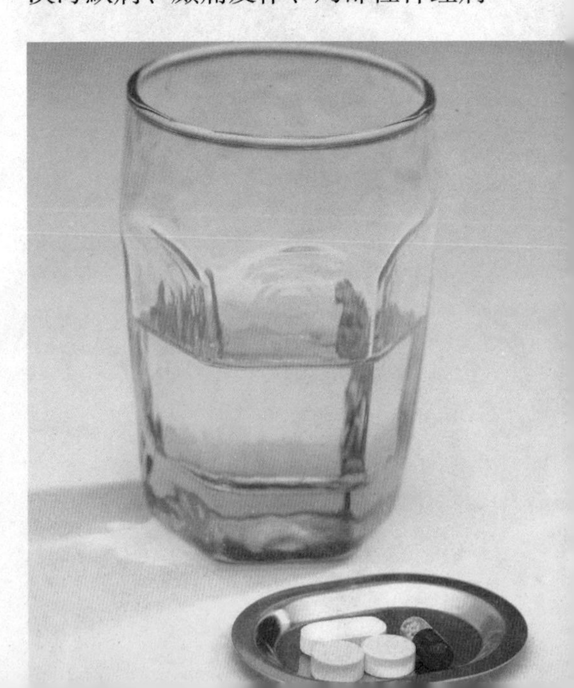

变症状，甚至发生昏迷，乃至死亡。因此，糖尿病患者及其家属，应了解低血糖的起因及临床表现，做到定期复查血糖、尿糖，自我检测尿糖，有条件者还可用微量快速血糖仪自我监测血糖。

针对上述引起低血糖的原因，为避免发生低血糖反应，可采用以下措施：

（1）血糖较高的患者使用胰岛素时，注意掌握适当剂量，使血糖平稳下降，可避免相对性低血糖的发生。

（2）经常变换胰岛素皮下注射部位，选择吸收良好、无硬结的部位注射。

（3）采用少食多餐的进餐方法，选择含低糖及高蛋白食物能有效地减少低血糖反应。

（4）对于老年、营养不良及肝肾功能不全者，慎用或禁用格列本脲等半衰期长、降糖作用强的药物，而选择半衰期短、降糖温和的磺脲类，如格列本脲、美吡哒等。

（5）根据血糖水平，及时调整胰岛素剂量，使用混合胰岛素时，注意短效与长效胰岛素的恰当比例。

（6）服用磺脲类药物期间，禁饮酒，慎用水杨酸、磺胺药及肾上腺素能 β 受体阻滞剂。

（7）注射胰岛素后按时进餐，

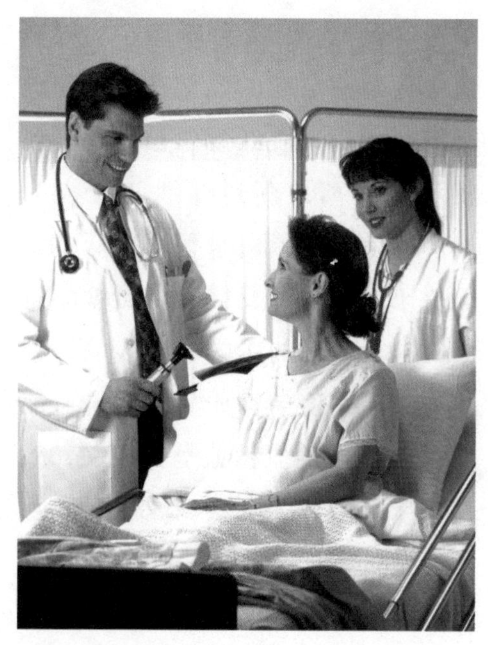

控制运动量。

（8）患者的血糖下降到接近于正常水平，而又不出现低血糖反应，就需要多次测定血糖，精心调整各时、各次的胰岛素剂量。

（9）糖尿病患者接受手术或分娩时，可引起血糖波动，部分患者术后不能进食，需要静脉补充热能，应在各个时段多次测定血糖，以确定胰岛素与葡萄糖的比例控制血糖，这样对术后恢复才会有利。

糖尿病患者怎样检查糖化血红蛋白

临床上最早和最常用的糖化蛋白检查指标就是糖化血红蛋白。人

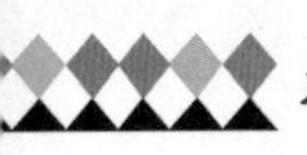

类血红蛋白存在于红细胞中，根据血中葡萄糖浓度的高低，可以部分被糖化。一旦血红蛋白被糖化后，就不可解离，直到红细胞衰亡为止。糖化血红蛋白水平的高低主要取决于血糖浓度及接触高血糖的持续时间。最近的医学研究表明，糖化血红蛋白值与糖尿病患者采血前8～12周内的血糖值呈正相关，故在临床上已成为观察糖尿病患者某一段时间病情控制好坏的最佳指标。正常人糖化血红蛋白在6%以下，有时会因测定方法不同而略有变化。

尿糖、血糖作为观察糖尿病治疗效果的常用指标，早已为大家所熟知，尿糖加号多，血糖数字大，表示糖尿病病情控制不良，情形堪忧。但尿糖和血糖只是短期指标，尿糖反映两次小便之间的平均水平，血糖则反映抽血时瞬间水平，而患者血糖不管控制好坏，都是处于不断的波动之中。有的人虽空腹血糖正常或接近正常，但餐后血糖或夜间血糖却显著升高，这也说明病情不容乐观。所以，必须建立一项指标，既能反映白天和夜间血糖，又能反映空腹和餐后血糖，而且这些时间所查的血糖都控制在理想的范围，才说明其治疗方案是可行的。但每日多次地采血，让患者感觉很麻烦，有的人不易接受，特别是在病情相对较稳定和没有条件频繁检测血糖的情况下。而糖化血红蛋白的1次采血检验就能反映就诊前2～4个月的血糖波动情况，对评价近期治疗效果的实用价值很大。有的患者空腹血糖不高，而糖化血红蛋白较高，这说明治病方法不当，需要调整。

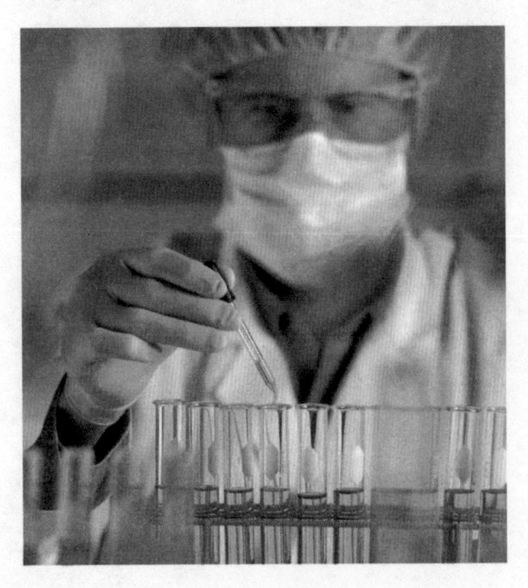

糖尿病对人体的最大危害是长期高血糖引起的慢性并发症。人体内蛋白质在高糖环境中会发生非酶促糖化，且这种非酶促糖化作用普遍存在于各种蛋白质中。除了血红蛋白以外，一些半衰期长的组织蛋白如基底膜、胶原、晶体蛋白质也发生糖化作用。血浆白蛋白被糖化后，其分解代谢减弱，但半衰期不变，可引起肾脏基底膜增厚及通透性增高，是糖尿病肾病的发病原因之一。血浆低密度脂蛋白被糖化后，在体内降解速度减慢，在血中堆积；而高密度脂蛋白被糖化后则降解加快，使高、低密度脂蛋白的比例下降，即血管内脂质清除能力减弱，脂质沉积可能增加，而这对形成糖尿病血管病变有着举足轻重的影响。而神经蛋白被糖化后，可致髓磷脂结构改变，体内吞噬细胞把它当做异体抗原加以识别,从而损伤髓磷脂，引起脱髓鞘改变。神经组织蛋白还可发生一些生化代谢改变，使其再生能力下降，影响神经传导速度，导致感觉减退或疼痛。晶体蛋白被糖化后，一方面通过氧化应激反应使其结构改变，另一方面形成一种棕色物质，它们难以被机体清除，在晶体内沉积，造成晶体水肿、纤维断裂等诱发白内障。

体内蛋白被过度糖化是造成糖尿病肾病、神经病变、血管病变及白内障等并发症的重要原因。血红蛋白糖化与其他组织蛋白的糖化进程是一致的，测定糖化血红蛋白除了能了解近期血糖的控制状态外，还可了解或估计可能发生并发症的情况。早期严格地控制糖化血红蛋白水平，是预防各种慢性并发症发生的途径和指标。因此，在治疗糖尿病的过程中，除了进行尿糖、血糖的监测外，定期检验糖

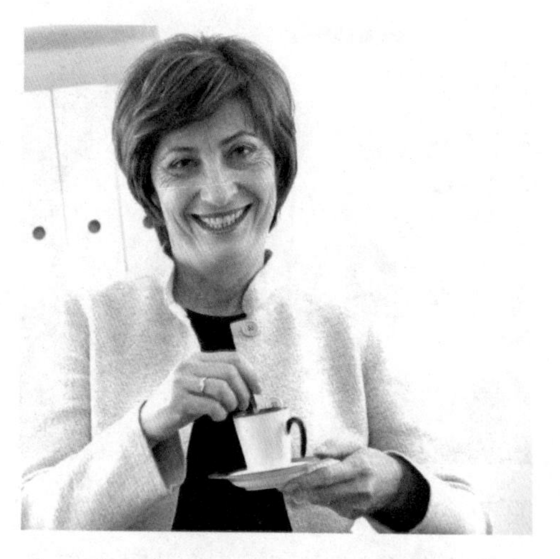

化血红蛋白是非常必要的。而且它在高血糖的鉴别诊断方面，如判断是有糖尿病还是应激性高血糖等也有独到之处。

怎样检查尿糖

将尿糖试纸浸入尿液中湿透，约1秒后取出，在1分钟内观察试纸的颜色，并与标准色板对照，即能得出测定结果。

化验结果表明，根据尿中含糖量的多少，试纸呈现出程度不同的颜色变化。由于试纸的颜色变化各异，故得出的化验结果也不一样，有阴性和阳性之分。如比色为蓝色，说明尿中无糖，代表阴性结果，符号为“–”；呈绿色，为1个加号“+”，说明尿中每百克含糖0.3 ~ 0.5克；呈黄绿色，为2个加号“++”，说明尿中每

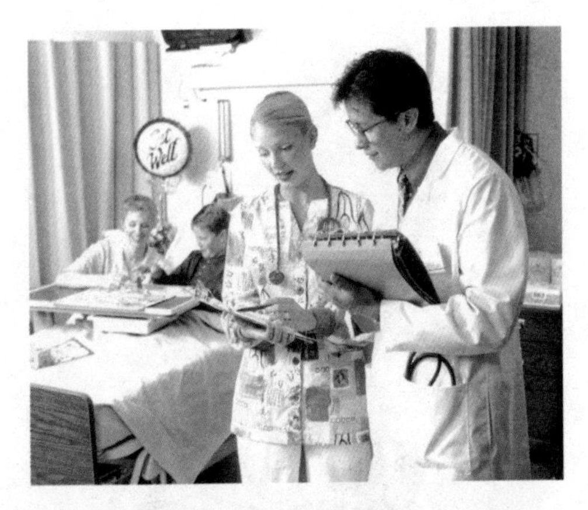

百克含糖0.5 ~ 1.0克；呈橘黄色，为3个加号“+++”，说明尿中每百克含糖1 ~ 2克；呈砖红色，为4个加号“++++”或以上，说明尿中含糖2克以上。

目前，患者进行尿糖自我检测时均用尿糖试纸，用比色法来判定尿糖的多少。但是，尿糖的自我检测结果只能作为参考，这是因为：

（1）试纸与尿液接触时间的长短可以影响尿糖检测结果。

（2）正常人的肾糖阈是10毫摩/升，因此血糖低于10毫摩/升时尿糖均表现为阴性。

（3）尿糖反映测定几小时前的血糖水平，而不是测定当时的血糖水平。

（4）病程长的糖尿病患者，尤其是伴有糖尿病肾脏病变的患者，由于肾糖阈的升高，此时尿糖反映的水平往往低于实际血糖水平。

（5）糖尿病伴有自主神经病变的患者，常常不能排空膀胱里的尿液，其尿中可能包括更早期的尿，因此测定的尿糖不能反映当时的血糖情况。

（6）老年人、妊娠女性的肾糖阈有改变，尿糖不能准确反映血糖水平。

糖尿病患者如何正确留取尿标本

由于经常要检查尿糖，所以糖尿病患者知道正确留取尿标本很关键；不知道留取方法的，应尽量学会掌握。正确的留尿方法必须围绕着以下几点：

1 先找好盛尿器

尿是人体代谢的产物，排出体外后易受各种因素影响而分解。因此，留取标本必须放在干净容器内，容器可以到化验室领取。如自己找空瓶，一定要洗刷干净。

2 不受饮食与生理的影响

尿的量和成分受饮食及生理状态的影响，不能在喝糖茶、进食高蛋白质饮食、剧烈运动和情绪波动后留尿标本。

3 浓尿为上

通常以当日清晨第一次小便为好，因为夜间饮水少，小便比较浓，容易查到各种病理成分，并且尿量和成分稳定，可以比较前后每次结果。但患者到门诊送验清晨第一次小便有一定困难，尿液易变质，还是在医院随时送检新鲜小便为宜。小便标本从留取到送检的时间，冬天不超过半个小时，夏天不超过 5 分钟。

4 有所区别

尿液标本的留取，应视检查标本目的不同而有所区别。如空腹尿糖定性试验，宜留清晨吃早餐前第一次尿；如化验尿糖、蛋白质、尿胆原等，最好是采用早餐后 2 小时排出的尿液，如须留置 24 小时尿，需加入适当防腐剂或冷藏保存。

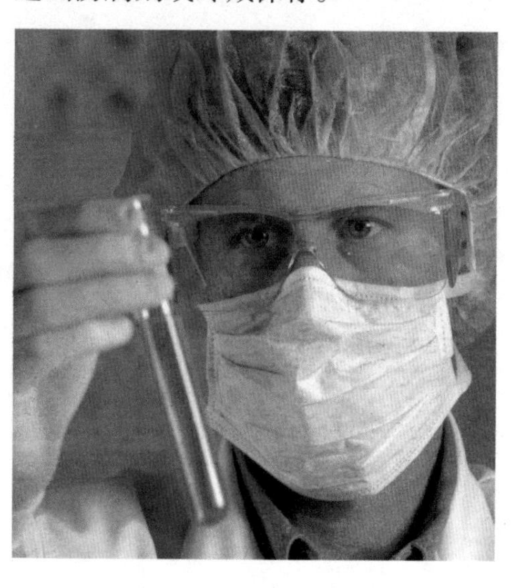

5 中段较佳

采集小便时，要弃去最先排出的一段尿，然后留取 20 毫升。

糖尿病患者应该怎样监测尿酮体

糖尿病患者自我监测尿酮体可用试纸法，其步骤如下：

第一，将尿酮测定试纸条插入尿标体中。

第二，按说明书的要求等待数秒。

第三，将试纸条与配备的标准板（一般在盛装试纸的瓶签上）比较。

第四，记录测试结果。

如果尿酮体有两个或两个以上“+”或 40 毫克 / 分升以上，应及时到医院就诊。

尿酮体至少应常规检查 1 次，当出现下述情况时必须及时检测尿酮体：

①伤风感冒或身体不适；②血糖明显升高者，一般大于 240 毫克 / 分升；③应激，如脑血管意外、心肌梗死、创伤等；④呕吐、腹泻、厌食或胃部不适；⑤反复发生低血糖（易引起饥饿性酮症）；⑥因各种原因停止治疗时；⑦妊娠；⑧精神创伤；⑨患各种感染性疾病。

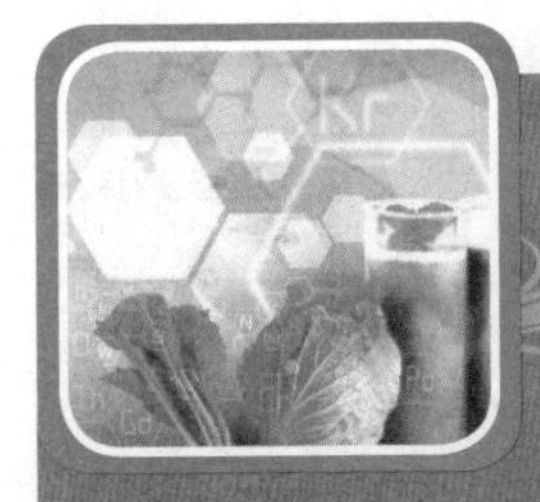

指导建议与应对措施

由于不确定病情的轻重，所以常常会手足无措。下面，我们就将着重向读者介绍一下这方面的知识，让读者做到心里有数。

如何对待糖尿病“蜜月期”

我们知道，1型糖尿病病情发展的自然过程中常有一段自发的缓解期，临床上常将这一时期称为1型糖尿病的“蜜月期”。那么，这段“蜜月期”是怎么出现的呢？该如何正确面对呢？

人的各种组织都有一定的自我修复功能，1型糖尿病患者在早期胰岛细胞受到破坏后也能进行自我修复，使部分获得再生，分泌胰岛素的功能也得到一定程度的恢复，结果患者病情得到一定程度的缓解：胰岛素的用量可以减少，甚至什么药都不用也能维持正常血糖水平，我们把这一阶段称为1型糖尿病的“蜜月期”。这时患者和家属的心情一般都会好转，以为糖尿病已被治愈。可惜好景不长，经过3个月后（一般是6个月左右），患者的胰岛又因为自身免疫力的第二次破坏，再次受到伤害，这次可能就是永久性的了，结果他们的胰岛从此再不能分泌胰岛素了，迫使患者必须终身使用胰岛素。所以，为了防止1型糖尿病的发生，要把握住两道关口：第一道是增强抵抗力，使患者的胰岛不受病毒或毒物等有害因素的损伤；第二道是增强免疫力，使患者受到上述有害物质损伤的胰岛避免再次遭受自身免疫的破坏。有关这第二道防线的研究，现已成为防治1型糖尿病的热点课题之一了。有人认为，处于“蜜

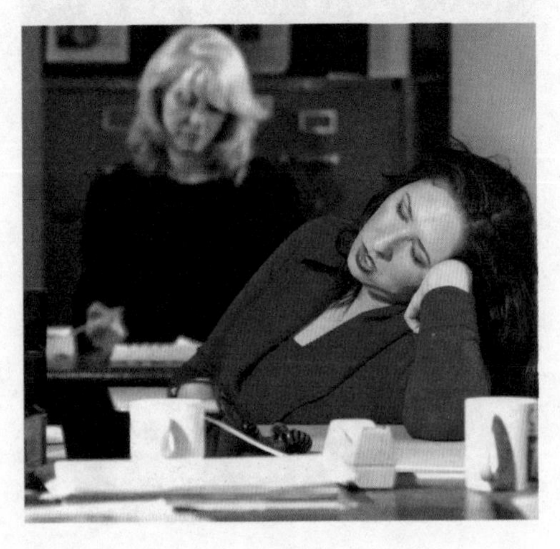

月期”的患者少量用点胰岛素，对增强他们的免疫力，保护他们残存的胰岛功能颇有益处。

如何正确对待无症状型糖尿病

千万别以为所有的糖尿病患者都有明显的症状，换句话说，没有糖尿病症状的人不见得就肯定不是糖尿病患者。造成这种情况的主要原因如下：

1 缺乏相关知识

有些人对糖尿病一无所知，虽然已有“三多一少”的症状，但却认为是“能吃能喝身体好”，这种粗浅观念很容易造成漏诊，以致贻误病情。

2 水平不够

血糖高到一定水平才会出现糖尿病症状。有人发现，只有在血糖水平高于 270 毫克 / 分升并持续一段时间的情况下，临床上才会出现明显的“三多一少”等糖尿病症状，可是诊断糖尿病的血糖标准却远低于此值。

3 反应迟钝

对高血糖的反应不敏感。有些人，特别是上了年纪的老年朋友，可能对

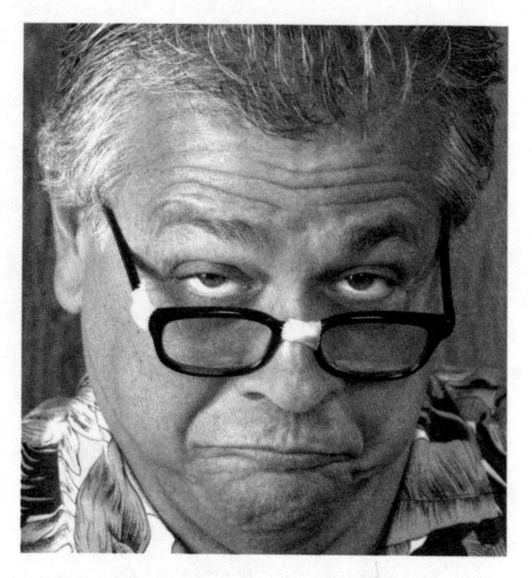

高血糖不那么敏感，虽然血糖已很高，但临床上却并没有什么感觉。如有些人肾糖阈较高，虽然已是糖尿病患者，却因尿糖不多，而没有什么感觉。

国外有人研究发现，糖尿病患者从患病到诊断之间，有 7 ~ 10 年的时间间隔，换句话说，糖尿病患者在其得到明确诊断之前，可能已不知不觉地受了多年糖尿病之害，这种情况特别容易发生在 2 型糖尿病患者身上，尤其值得警惕。

应该如何面对糖尿病慢性并发症

糖尿病所带来的长期性问题有很多，其中慢性并发症是比较严重的。只要患上糖尿病，就有可能发生糖尿病慢性并发症。有些患者知道以后会

出现糖尿病慢性并发症，就以为不管怎样做，最终总会得糖尿病慢性并发症，于是采取回避的态度，设法不去想这些问题。其实，只要多多掌握有关糖尿病的知识，并认真严格地执行相关准则，就可以延缓或减少发生这些慢性并发症及其危险性。

1 慢性并发症发生的原因

（1）血管病变。一是小血管病变，这是糖尿病患者所特有的一种病变。糖尿病可导致小血管管腔闭塞、管壁脆弱并易渗漏。小血管病变损害了患者的眼睛、神经和肾脏；二是大血管病变，管壁因为脂肪的沉积而增厚。人人都存在大血管病变的危险性，不过糖尿病患者发生这种问题的危险性大一些，此外糖尿病患者得这种并发症的年龄比无糖尿病的人小，发生大血管病变时，脂肪可以阻塞血管管腔而减少脏器的血液供应。大血管病变主要损害患者的心脏、脑、腿部等。

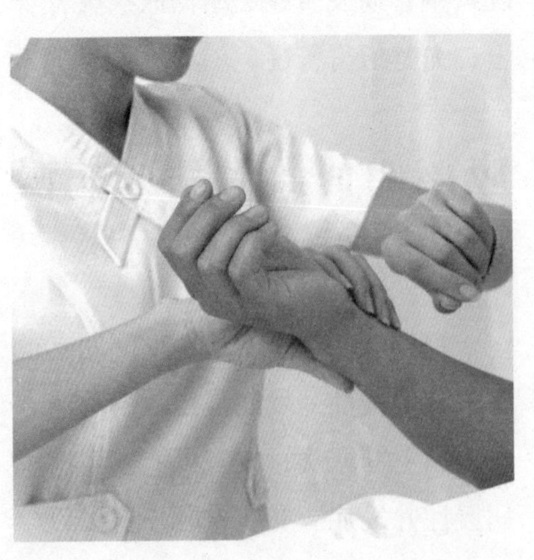

（2）神经病变。糖尿病还可损害身体和腿部的神经，这些神经损害称为“神经病变”。它可以引起患者的脚病变，还可影响患者的膀胱、胃肠和性功能。

2 慢性并发症发生率的降低

糖尿病慢性并发症的后果尽管十分严重，但只要合理治疗，采取得当措施，这些并发症完全是可以预防和治疗的。如果患者能按照下述几点去做，将会延缓糖尿病慢性并发症的发生或降低其危害。

（1）将病情及治疗方法告诉家人，并告诉只要严格控制血糖，就会有好的结果，让他们监督你的治疗。

（2）经常测试血糖和尿糖，争取血糖接近或达到正常。

（3）制订一份详细的糖尿病饮食、运动计划，并严格执行。

（4）戒烟。不论有无糖尿病慢性并发症，为了自己的健康务必尽快戒烟。

（5）经常检查血脂，如果胆固醇或其他指标异常，应采取治疗措施。

（6）多掌握糖尿病及其慢性并发症的防治知识。

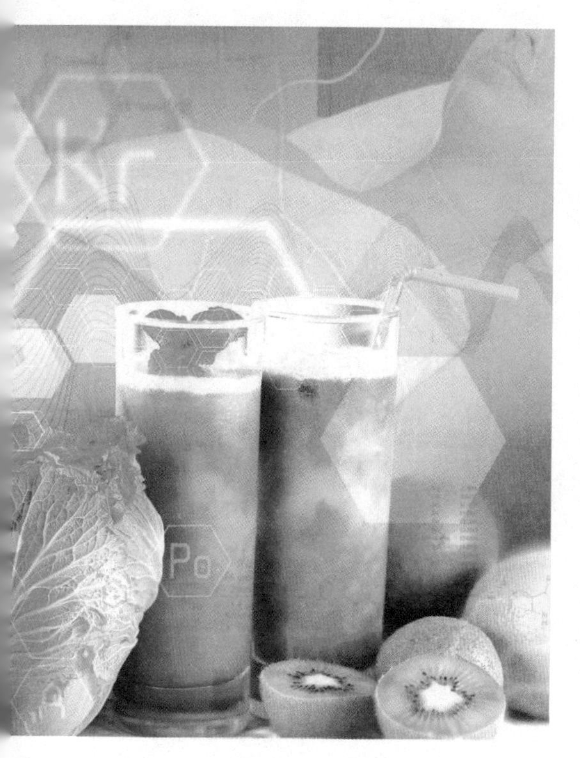

（7）参加糖尿病宣传教育，与患者切磋糖尿病及并发症的防治体会，向医生和专家或一些久病成良医的病友请教治疗方法。

（8）培养乐观豁达的性格，树立战胜疾病的信心，绝不能失去信心，一旦斗志全消，应尽快设法得到家人、病友和医生的帮助，必要时可向心理医生请教。

（9）经常测定血压，如有高血压，应积极控制。

（10）糖尿病慢性并发症防治的关键在于预防和早期诊断，一旦发展到晚期，治疗费用不但昂贵，而且治疗效果往往不尽人意。

延伸阅读

购买无糖食品的注意事项

需要指出的是，现在还没有明显证据显示：无糖食品常用的糖精、甜叶菊、蛋白糖、甜蜜素等甜味剂对人体有明显的益处；相反，有研究报告显示，上述甜味剂吃多了可能会对人体造成伤害。虽然还没有相关的食物中毒等急性危害的报道，但动物实验表明，糖精、甜叶菊等甜味剂可能有致癌、导致突变等慢性损伤。因此，食用含甜味剂的无糖食品也不宜过多。

此外，目前我国无糖产品比较混乱。比较严重的是，有的虽然标注“无蔗糖”，但在其配料表中却标注加有白砂糖或葡萄糖。有些商家不按国家规定的剂量使用甜味剂，其产品中的甜味剂含量往往超过国家标准。消费者在购买时一是要注意看标签，二要尽量购买正规企业生产的产品。

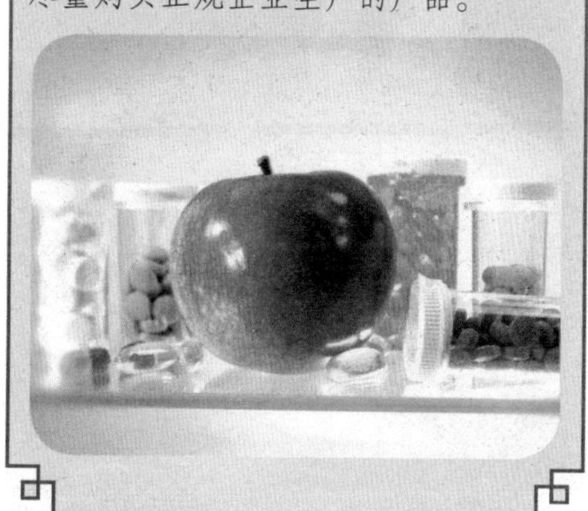

糖尿病患者应该如何看待手术治疗

在胰岛素问世之前，外科手术常常使糖尿病患者病情恶化，创面感染，甚至导致酮症酸中毒而死亡。在20世纪60年代以前，美国糖尿病患者外科手术的死亡率是5%～14%。随着糖尿病患群年龄的老化，糖尿病患者的截肢、眼玻璃体切割术及其他急腹症等也常是导致糖尿病患者手术的原因。

既然手术如此危险，那么糖尿病患者到底要不要做手术呢？其实，糖尿病并不是手术治疗的禁忌证，只因糖尿病患者身体抵抗力弱，手术耐受性差，容易引起术后感染。手术麻醉本身就可刺激体内升糖激素，如增加糖皮质激素、儿茶酚胺等的分泌，使血糖升高。这些应激性高血糖状态，可加重糖尿病病情。临床经验证实，一般手术可使血糖上升1.11毫摩／升（20毫克／分升）；大手术可使血糖上升2.32～4.55毫摩／升（40～82毫克／分升）；麻醉剂可使血糖上升0.55～2.75毫摩／升（10～50毫克／分升），所以糖尿病患者在病情未得到控制前一般不宜进行手术。当然危及生命的急诊手术则属例外，如患者突然发生了胃穿孔，不做手术就会有生命危险，这时应立即施行手术。在准备手术的过程中，当务之急是积极治疗糖尿病（如尽快补充液体，注射胰岛素，纠正酸碱失衡等），最好是纠正酸中毒后再手术，手术时要把血糖控制在8.33～16.65毫摩／升（150～300毫克／分升）之间进行。

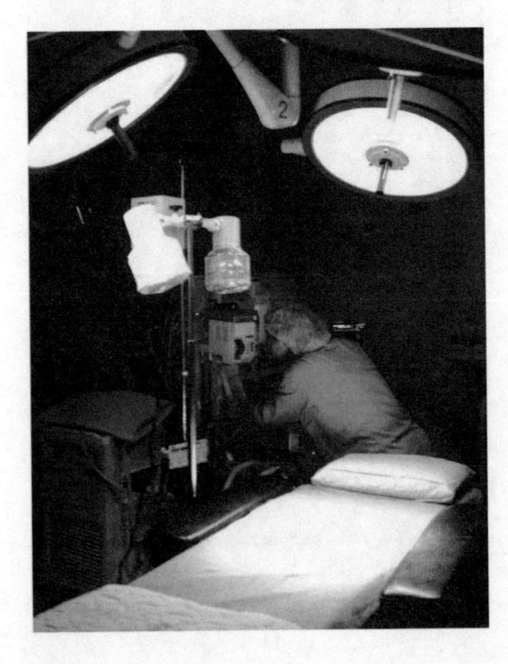

为了使手术顺利进行，术后创口愈合好，需要十分谨慎地处理糖尿病患者术前、术中及术后三大环节。

糖尿病患者在做手术之前，一般要把血糖控制在7.2～8.9毫摩／升（130～160毫克／分升），24小时尿糖定量在5～10克以下，无酮症和酸中毒，使糖尿病控制于稳定

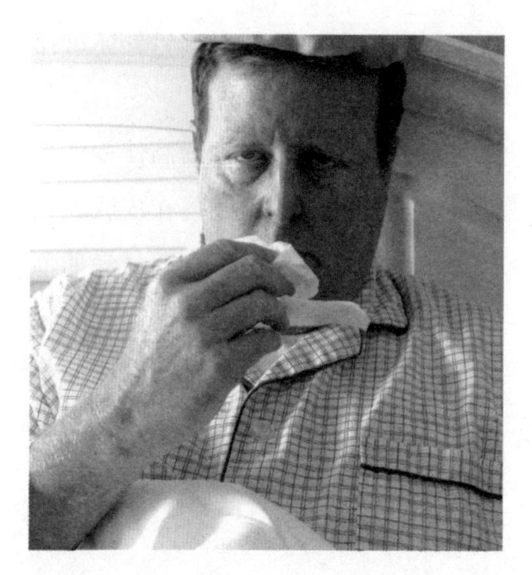

状态，尽量争取不发生低血糖。术前2～3日，原用口服降糖药及长效胰岛素应改为短效胰岛素治疗。手术当天禁食，留置导尿管，以便术中及时观察尿量和尿糖、酮体等（现在更常用血糖和血酮体试纸观察）。术中除麻醉、抗生素静脉通路外，应另开辟供给热量的通路，以5%葡萄糖液加普通胰岛素缓慢滴注，一般轻症和无感染的患者葡萄糖（克）和胰岛素（单位）的比例可为4：1～6：1，大手术并发感染的患者葡萄糖和胰岛素的比例为2：1～3：1，当然这还要靠连续的血糖监测来决定。手术当天葡萄糖的给予量应为150～250克，在手术以后不能进食的连续几天中，均需有至少150～250克的葡萄糖入量，血糖以血糖仪监测控制在5.8～13.8毫摩/升（100～246毫克/分升）较为安全。一般术后1～3日可给予流质饮食，当每日进食主食达150克左右时，可停止静脉输入葡萄糖。每进主食50克前，可给予普通胰岛素4～8单位皮下注射，并开始用快速血糖仪监测饭前半小时及饭后2小时血糖，调整胰岛素用量，使血糖全天波动在5.8～11.1毫摩/升（100～200毫克/分升）的范围内。这样，糖尿病患者的手术就会和别的人一样安全，手术创伤会得到理想的愈合。

糖尿病患者应该如何应对应激事件

糖尿病患者康复中最困难的问题之一，就是应激反应和它对身体产生的许多影响。当面临应激时，身体会以所谓“战斗或逃跑”的方式做出反应，身体会分泌出肾上腺素等物质，以准备躯体有足够的能量对应激做出反应。与此同时，肾上腺还会分泌出较多的皮质醇等激素，它们会抑制胰岛素作用而引起血糖升高。

研究发现，遭受应激反应的人易患2型糖尿病（非胰岛素依赖型糖尿病），并且一旦得了糖尿病，治疗比较困难。有些人表现为应激引起的糖尿病（应激性血糖增高），当应激消除后，这种情况也就消失。

对于每个人，尤其是糖尿病患者更应学会处理应激反应。如果你监测自己的血糖就能指出哪种情绪高峰（对应激的反应）会影响你，从而可预先用适量的胰岛素来纠正升高的血糖。

虽然有的应激反应不能避免，但却能找到帮助你处理应激反应的方法。一种方法是运用你自己的“精神保健术”，即将烦恼置之度外，用以帮助你消除日常的压力；另外一种对付应激反应的方法是进行体育锻炼，以运动作为减轻应激状态的例子日益增多，体育是对人的精神和肉体的挑战，并且有助于糖尿病患者降低血糖。

糖尿病患者如何对待皮肤异常

大多数人都知道糖尿病的主要症状是吃多、饮多、尿多和体重减少的“三多一少”。但是，有些糖尿病患者并没有典型的“三多一少”症状出现，在皮肤上却能显示出早期糖尿病的某些迹象。

糖尿病患者的皮肤微血管病变造成血管的弹性减弱，会使面部皮肤充血发红，毛细血管扩张，另外还可伴有特殊的玫瑰色疹斑。

糖尿病患者血糖的增高使皮肤含糖量也随之增多，给细菌在皮肤上生长繁殖创造了良好条件，如易受葡萄球菌感染，在后颈部、枕部出现有脓头的毛囊炎，可能发展成多脓头痈和疖肿。

因此，糖尿病患者经常出现皮肤干燥和脱屑，发生局部或全身皮肤瘙痒。特别是女性患者常发生外阴部皮肤和阴道瘙痒，这大多是由于尿糖对皮肤黏膜的刺激作用引起的。

有些糖尿病患者手足部位的皮肤上常会出现大疱，疱壁松弛，容易压破，疱内的液体透明清亮。其发生的原因与糖尿病患者体内碳水化合物代谢紊乱引起局部皮肤营养障碍有关。

当出现以上症状时，患者应及时去医院做血糖、尿糖等检查，及时诊断治疗。

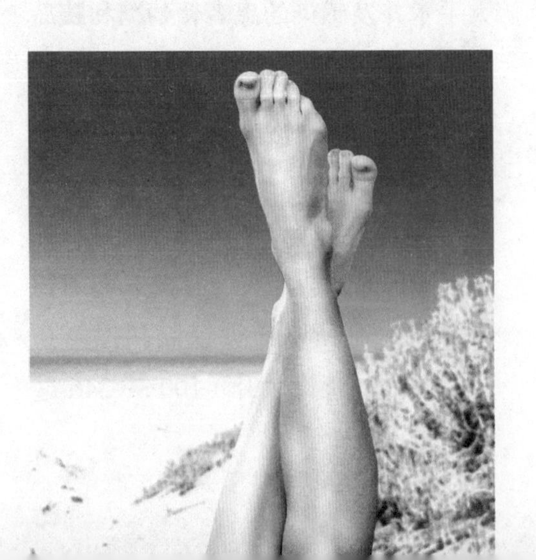

用药物来控制糖尿病病情是治疗糖尿病的基本方法之一。但通常糖尿病患者的用药常识很贫乏，且对一些用药方式、方法和禁忌事项都不甚了解，因而给治疗疾病带来很大困难。本节将为您介绍这些内容。

用药常识

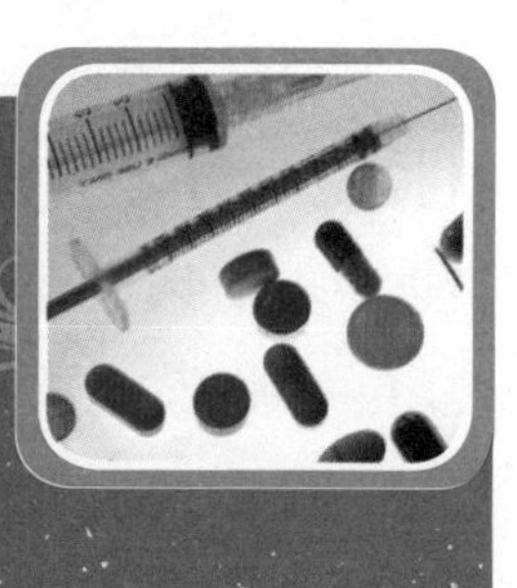

糖尿病患者应该怎么服药

1 严遵医嘱

任何药物都有其作用的特点，也就都有其适应证和禁忌证。患者如果对这种情况不了解，不能正确使用药物，不但无法取得良好的疗效，而且可能导致一些不良反应，甚至是致命的不良反应。所以口服降糖药最好在有糖尿病治疗经验的医生指导下使用。如格列本脲，优点是作用强，但正因为作用强，如果患者本来的血糖不太高，过量服用格列本脲就可能引起低血糖症，轻者出现心慌、大汗、无力、饥饿难耐等症状，重者就可能出现昏迷，甚至死亡。格列本脲也是如此，不该服格列本脲的患者，如肝、肾功能不好或年龄太大的患者服用了过量的格列本脲，可能进一步损害肝、肾功能，有时还能引起致命的乳酸性酸中毒，对生命构成威胁，另外，值得注意的是，糖尿病的治疗是一种综合性治疗，不仅需要药物治疗，还需要进行心理、饮食、运动治疗，还要进行糖尿病监测，综合治疗更需要对糖尿病的病理机制完全了解，对口服降糖药性能的充分掌握，这些条件糖尿病患者一般是不具备的，所以口服降糖药必须在医生指导下使用。

2 按时按规律

理想控制血糖的关键是要做到按时、按规律服药，养成良好的服药习

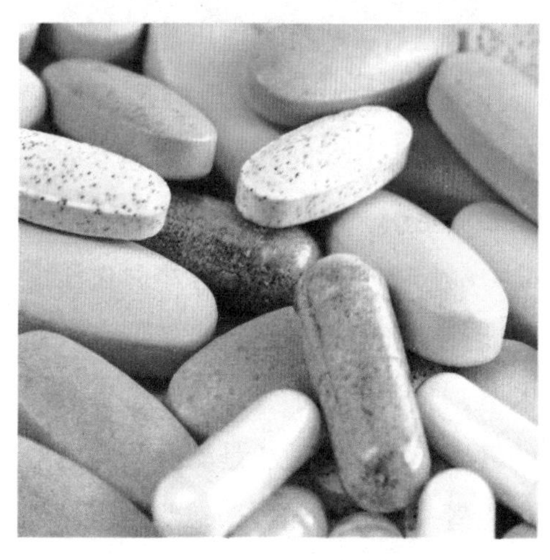

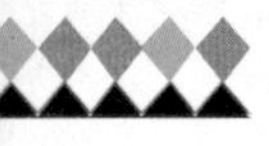

惯，坚持每天在同一时间、同一地方服药，如早上在卫生间或餐桌旁。为了进一步减少药物漏服的机会，可以使用一种服药标签，按一周 7 天分别记录，提前一周把每天应服的药物相应写在格子里，每服 1 次药做 1 次记号，如打“+”或“–”，并把漏服药的原因等写在备注栏，这样可以大大降低漏服药物的可能。一般说来，要服用的药物种类越多，发生错误的可能性就越大，因此千万不要麻痹大意。如果不能坚持准时、正规服药，血糖水平就会忽高忽低，这对糖尿病的治疗是非常不利的。

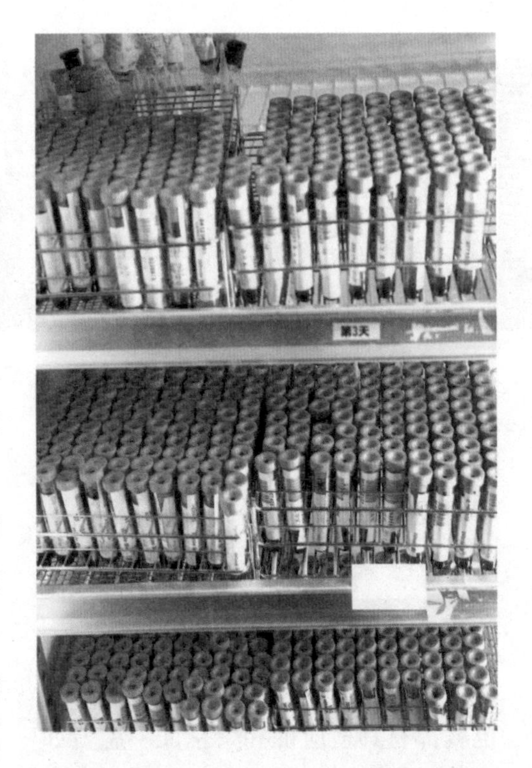

糖尿病合并高血压如何服药

许多高血压患者习惯清晨起来先洗漱再进行晨练，然后进早餐，等一切妥当之后再服抗高血压药物，而且服用的药物又常常是短效药。虽然起效快，但持续时间短，如硝苯地平（心痛定），一次服用后作用仅持续 4 ~ 6 小时，结果一天 24 小时血压没有能得到平衡控制，忽高忽低，大起大落，非常不利于心脑肾等重要脏器的健康。正确的做法是高血压和冠心病患者一觉醒来先服药，然后再做其他的事情。因为人体的血压在一天 24 小时中不是固定的。一般来说，白天工作期间血压增高，夜间睡眠时血压下降，一觉醒来起床之前的这一时刻血压又迅速升高。心脑血管发生的高峰时间直接与睡醒相关，最高峰是在醒后的最初 3 小时，所以为了避免心脑血管病的发生，避免睡醒前后危险时刻的血压升高，起床后第一件事就是服降压药，尤其是服用短效降压药。

糖尿病患者如何选择降糖药

判定任何一种口服降糖药有什么

样的效果，血糖是最客观的指标，在肾糖阈正常的情况下，尿糖也是重要的参考指标之一。但是控制的标准尚无统一的规定。因老年人常有高血压、冠心病及生理性肝肾功能减退和体质衰弱，使他们不耐受低血糖，容易发生意外，所以不要片面单纯追求血糖的下降，而应全面考虑。

选择口服降糖药是医生的任务，不要求患者学会自己决定用什么药。但是有的患者对药物茫然不知，吃了几年药，连名字都叫不出来，只知道是“小黄片”或者“大白片”。这样吃药就太盲目了，也太缺乏自我保护意识了。所以，我们要求患者对药物的选择有个基本的了解，其中选择口服降糖药的品种有以下几个原则：

1 年　龄

年长患者在服用药效较强、作用较长或者苯乙双胍等药物时须加小心。

2 胖　瘦

较胖的患者首选双胍类、葡萄糖苷酶抑制剂或者噻唑二酮类降糖药，偏瘦患者首选磺脲类。

3 血糖高低

血糖较高的用较强或者作用时间较长的降糖药物，反之则用作用比较平和的药物。

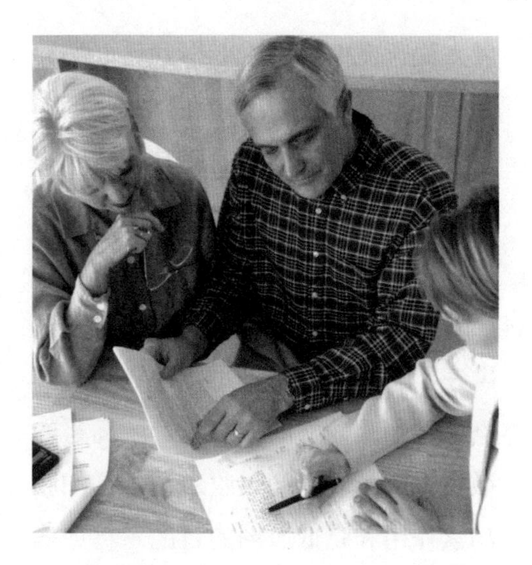

4 肝肾功能

肝肾功能不好的患者在用强效或长效降糖药时要留心，而且最好不要用苯乙双胍。

5 病　型

1 型糖尿病患者只能用双胍类、葡萄糖苷酶抑制剂或者噻唑二酮类 3 种降糖药，而 2 型糖尿病患者 4 类药均可以服用。

降糖药可以停服吗

很多患者认为，口服降糖药就是用来降低血糖的，如果血糖已经控制住，降糖药也就无须再吃，否则就会引起低血糖反应。其实，对于多数患

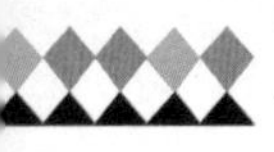

者来说，血糖之所以能得到良好的控制，是由于饮食、运动和口服降糖药三大疗法配合得较好，而其中口服降糖药是功不可没的，一旦停用，高血糖很可能会卷土重来。

众所周知，糖尿病发生的根本原因在于胰岛素作用不足。通过口服降糖药增加胰岛素的分泌量、胰岛素的敏感性或延缓糖的吸收来达到增加胰岛素作用和降低血糖的目的。糖尿病患者在用口服降糖药后能使血糖控制得好，是以一定的胰岛素作用来保证的；一旦停用了药物，就会随之减弱胰岛素的作用，难以保证血糖的良好控制。当然，也有一部分肥胖的轻度2型糖尿病患者经治疗后，体重恢复正常，胰岛素抵抗就可减轻。血糖下降以后，体内对抗胰岛素的激素减少了，身体对胰岛素的敏感性，通过严格的饮食控制及体育锻炼，可能也会良好地控制住血糖。此时便可以减少原用药量，或停一段时间的药。但在停药过程中须注意：

1 注意饮食和运动

减药后要更加注意饮食和运动疗法，不能自认为“糖尿病已经好了”，如果放松饮食及运动治疗，很容易造成病情的反复。

2 循序渐减

停药是一个渐进的过程，不能突然全部停药，要1片甚至半片地减，能减到什么程度就减到什么程度，不能盲目减。

3 监测血糖

减药后必须经常监测血糖，如果发现血糖升高，应该增加降糖药。

4 看血糖情况

在血糖偏低的时候减药，如果血糖尚处在满意范围的高限，最好不要急于减药，对生活不能自理的老年糖尿病患者，可适当放宽指标。

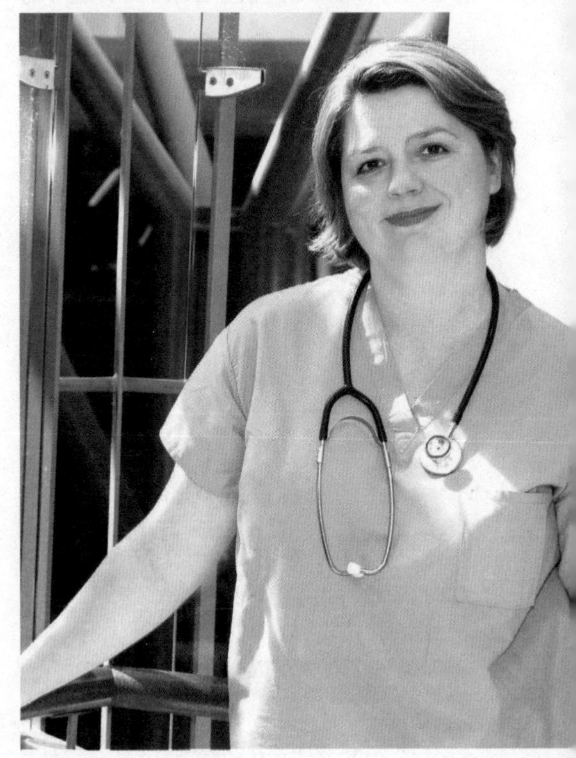

不宜口服降糖药的糖尿病患者有哪些

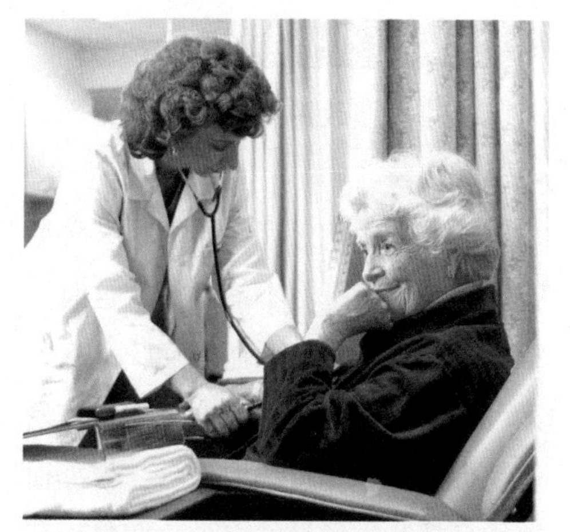

在糖尿病的治疗中，口服降糖药的应用已很广泛，但这只适用于多数糖尿病患者，却并非适用于任何糖尿病患者。在下列情况下就不宜使用口服降糖药：

1 肝肾功能不全者

应禁用或慎用口服降糖药。口服降糖药全部都要经肝脏代谢，大多数都要经肾脏排出，仅格列喹酮经肾脏排泄比率很小，在5%以下。肝肾功能不全者服用口服降糖药后可能发生药物积蓄中毒或发生低血糖症，还可进一步损伤肝肾功能，使用应十分谨慎。但如果氨基转移酶和肌酐、尿素氮升高不明显的，除苯乙双胍外也可以在严密监测肝肾功能的情况下使用，格列喹酮也可用于肾功能不良者。

2 1型糖尿病患者

不宜单独使用口服降糖药，但二甲双胍和拜糖平等可与胰岛素联合运用。因为1型糖尿病患者的胰岛细胞遭到免疫攻击而被破坏，几乎无法再分泌胰岛素，而所有口服降糖药的作用都是建立在胰岛β细胞尚有部分功能的基础上，所以1型糖尿病患者单独使用口服降糖药不能使血糖有效下降，必须用胰岛素替代治疗。

3 妊娠期与哺乳期的糖尿病患者

口服降糖药可引起胎儿发育异常，也容易使血糖控制不良，而且可通过乳汁的排泄，影响婴儿发育。因此妊娠和哺乳期女性应停用口服降糖药。

4 糖尿病慢性并发症

比较严重的糖尿病慢性并发症，特别是Ⅲ期以上的肾病或视网膜病变的患者，应进行胰岛素治疗，停用口服降糖药。

5 糖尿病急性并发症

如感染、酮症酸中毒、高渗性非酮症昏迷等患者使用口服降糖药效果很差，还可能加重病情，最好不用。

6 手术、创伤等应激情况

也应短期改用胰岛素治疗，不宜口服降糖药。

有时糖尿病患者也可能因某种原因进食量小或基本不能吃饭，这时照常吃药有可能引起低血糖症，不吃药又可能导致血糖升高。这时就应该密切观察血糖，尽量争取进食，根据血糖的高低和进餐量的多少，调整用药剂量。确实无法进食者，应去医院治疗，通过静脉补液补充糖分，而且在补液时应适当使用胰岛素。

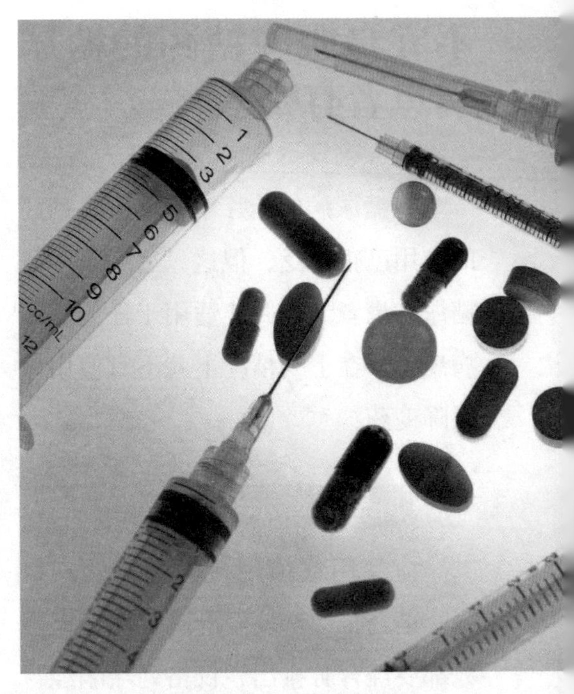

糖尿病患者可以选择非处方药吗

糖尿病患者如果同时又患了其他病，到医院就医时，专业医生应为患者的综合用药把关。但如果不去就医，而直接到药店购买非处方药，就应注意药物的选择。

患者需要严格控制糖的摄入，当选择非处方药物的时候，首先应该仔细阅读药物成分说明，搞清楚药物的含糖量，选择无糖剂型。

任何一种药物都会有不良反应，只不过大小不同，因此在购买非处方药物时，对其注意事项一定要多加关注。首先要搞清药物的化学成分，仔细阅读药品说明书。非处方药物不需要处方，其安全性相对较高，但并不是说非处方药物就没有不良反应，如果需要长时间服用非处方药物，就应先与自己服用的糖尿病药物进行对比，如果两者的不良反应有相似之处，很可能使不良反应增大，这时候要么选择其他药物，要么减少非处方药物服用的剂量。总之，要关注非处方药物与糖尿病药物之间的相互作用。例如：解热镇痛药中的阿司匹林，会减弱葡萄糖异生、降低磺脲与血浆蛋白结合，从而降低药物在肝的代谢和肾的排泄等机制，也就增强磺脲类的降糖效应，所以应该提防低血糖的发生。

健康小常识

糖尿病用药胖瘦有别

糖尿病已经成为危害人类健康的第三大疾病，仅次于心血管疾病和肿瘤。糖尿病的危害在于长期高血糖所导致的各种慢性并发症，而严格控制血糖能有效控制和减少这些慢性并发症。要控制好血糖，讲究不少，其中胖人和瘦人的用药也是有区别的。

胰岛素该打就要打

由于种种原因，我国血糖控制能够达标的糖尿病患者不到1/4。其中最常见的原因是患者不去正规医院诊治，相信偏方、秘方，没有积极控制饮食，没有正规用药，对口服药物和胰岛素使用不当或有偏见。

以胰岛素使用为例，我国很多糖尿病患者对胰岛素的使用存在严重误区。很多该用胰岛素治疗的糖尿病患者拒绝使用，很多患者认为，“打上胰岛素就撤不下来了”“打胰岛素会使2型糖尿病变成1型，会产生依赖”“打胰岛素会上瘾”……这些都是错误的认识。

当医生建议2型糖尿病患者使用胰岛素注射治疗时，患者应积极配合医生的治疗方案，不必担心打了胰岛素就会转变成1型糖尿病。

这是因为，临床上有很多2型糖尿病患者，在节制饮食及口服降糖药后仍不能控制血糖，改用胰岛素治疗后血糖得到有效控制，减少了并发症的发生。

另外有些患者，处于感染、急性心脑血管意外等状态时，短期应用胰岛素治疗后，不但糖尿病迅速得到控制，并且加速了病灶或伤口的愈合，促进肝功能的恢复。等这些并发症完全好转，仍可撤掉胰岛素重新改用口服降糖药物。

人越瘦，胰岛素越缺乏

不同糖尿病患者的治疗是不一样的，其中胖瘦程度对于判断病情、选择治疗方法有重要的意义。

一般而言，1型糖尿病患者多数消瘦，2型糖尿病多数肥胖；胰岛有一定功能，胰岛素抵抗明显的人较胖，而胰岛功能较差的人多数较瘦。

这是因为胰岛素是一种促进能量储存、机体生长的物质，胰岛素缺乏越明显，越不容易储存能量，于是人就会消瘦。反之，胰岛素抵抗明显，血中胰岛素水平较高，就容易发胖。

瘦人更该用胰岛素

另外，糖尿病患者不管胖瘦都应该进行饮食控制和运动，但医生会制订不完全相同的方案。胖人饮食控制应该更加严格。在用药上，胖人多首选口服药特别是二甲双胍治疗或与其他药物合用；而瘦人一般首选磺脲类药物或胰岛素治疗。当然，医生还会根据安全性、年龄、糖尿病病程等因素综合考虑，制订更加合理的个体化方案。

一些化验检查对于制订更加合理的个体化方案也是必要的，患者应遵循医生的指导。

糖尿病患者可以服用膏剂和药酒进补吗

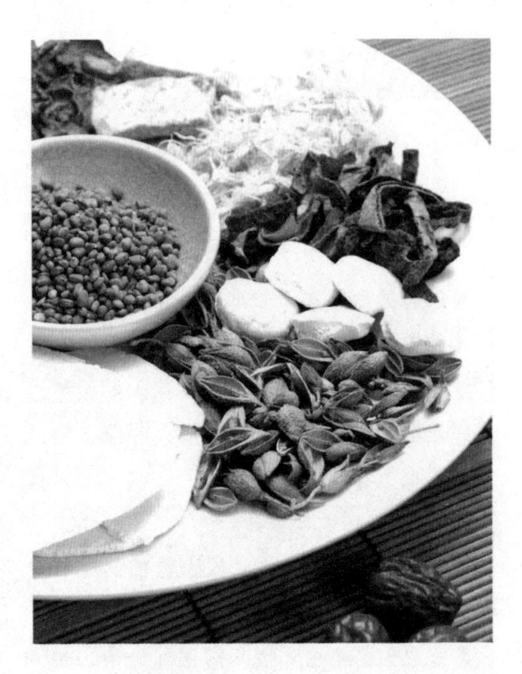

糖尿病患者冬季进补，一则可以起补益作用；二则可以利用某些中药进行糖尿病治疗。但糖尿病患者最好不要服用补膏进补，因为大多数滋补膏都以蜂蜜和各种胶类药物（如驴皮胶、鹿角胶等）为基本原料。蜂蜜含有多种糖分，服用后会引起血糖波动，而胶类药物摄入后可能会引起糖尿病患者的大便不畅，使消化残渣在肠道滞留时间增加，同时也会引起血糖上升。

冬季，糖尿病患者进补的原则是“一通二补”。一通是指必须保持消化通畅，减少小肠对糖分的吸收，保持大便通畅有利于气血的运行。二补是以补阴为主，兼以补气。可对症选用滋肾、生津、清热为主的方剂煎服，如玉泉丸、玉液汤、沙参麦冬汤、左归饮、六味地黄丸等，兼气虚者可适量加人参、黄芪等补气药。

因为糖尿病患者饮酒要严格节制，所以也不宜服用补酒。因为补酒多为度数较高的白酒浸泡，饮补酒不仅会导致血糖波动，而且会影响降糖药的效果，如服磺脲类药物时饮酒，患者还可能出现心慌、气短、面红等不良反应。注射胰岛素的患者，空腹饮酒极易引起低血压甚至出现生命危险。

治疗糖尿病有哪些常用中药

在我国古代医学书籍中记载了大量治疗糖尿病的中药，有的为单味药，有的是复方，这些中药在糖尿病的治疗过程中发挥了巨大作用。历代医家经过临床实践，不断进行药物筛选，积累了治疗糖尿病的丰富经验。古代常用的降糖中药如今在临床中仍有着广泛应用，不少医者对其进行了实验研究，探讨降糖作用机制，并取得了很大进展。现将治疗糖尿病常用中药介绍给读者：

1 葛根

葛根为豆科植物葛的块根。味甘、辛，性凉，归脾、胃经，具有发表解热、升阳透疹、解热生津之功效。临床多用于麻疹和外感发热之表证；取其生津止渴之功效，可用于治疗糖尿病，并为古代消渴常用药之一。实验研究表明，家兔灌服葛根煎液1小时后，血糖稍上升，4～5小时后，血糖明显降低，肝糖原增加。科学研究证实异黄酮化合物葛根素是主要的降血糖成分。

2 黄连

黄连为毛茛科多年生草本植物黄连的根茎、根须及叶。味苦性寒，归心、肝、胃、大肠经。具有泻火解毒，清热解毒之功效，属清热燥湿类药。临床多用于肠胃湿热所致的痢疾、腹泻、呕吐等症。并用于治疗疔毒内攻，痈肿疮毒，耳目肿痛诸症。本药为苦寒之品，但古代常用于治疗胃火炽盛之中消症，为避免伤阴，常配伍地黄、天花粉等清热生津之品。实验研究报道，黄连水煎剂可降低正常小鼠血糖。黄连的主要成分小檗碱，可以降低正常小鼠、自发性糖尿病小鼠和四氧嘧啶性糖尿病小鼠的血糖，并认为小檗碱可能通过糖原异生和促进糖酵解发挥降血糖作用。临床有人将小檗碱片口服应用于2型糖尿病，据称有显著降血糖效果。

3 黄芪

黄芪为豆科多年生草本植物黄芪的根。性味甘、微温，归脾、肺经。本品为补气的良药，具有益卫固表，补气升阳，托毒生肌，利水退肿的功效。临床用于脾、肺气虚或中气下陷之证，亦用于卫气不固所致的自汗、气虚失运、小便不利、水湿停聚引起水肿症状。本品与麦冬、生地黄、天花粉等养阴生津药同用，可起到益气生津的功效，可用于治疗糖尿病。人体实验证实黄芪煎剂有一定的降血糖作用。糖尿病患者明显乏力，或合并肾病出现水肿者应首选此品。

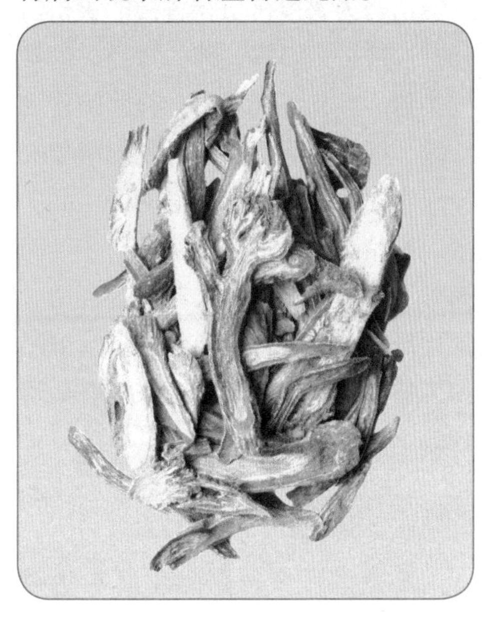

4 生地黄

生地黄为玄参科多年生草本植物地黄或怀庆地黄的根。味甘、苦，性寒，归心、肝、肾经。为清热凉血类药，有养阴生津、清热凉血的功效。可用于治疗温热病热入营血，口干身热，或迫血妄行等症状。亦可用于治疗糖尿病，取其养阴生津的功效，对缓解糖尿病口渴症状有显著的疗效。实验研究提示，健康家兔口服生地黄煎剂可降低血糖，醇提取物先引起血糖暂时上升，6 小时后血糖会有明显降低。四氧嘧啶糖尿病小鼠腹腔注射怀庆地黄提取物有效成分（R–BP–F）后，血糖下降。

5 山 药

山药为薯蓣科植物薯蓣的块根。味甘、性平，归脾、肺、肾经。为补气类药，具有益气养阴，补脾肺肾之功效。可用于治疗脾肺肾气虚阴型的糖尿病，尤其为治疗下消的必用品。多以本品 250 克水煎代茶饮，亦可同知母、葛根、黄芪、天花粉等合用。现代研究本品所含的淀粉酶有水解淀粉为葡萄糖的作用，对糖尿病有一定疗效。

6 麦 冬

麦冬为百合科多年生草本植物大叶麦冬或沿阶草的须根上的小块根。味甘、微苦，性微寒，归心、肺、胃经。为补阴类药，具有益胃生津、润肺养阴、清心除烦的功效。古论此药禀天春生之气，感地稼穑以生，甘而不腻，凉而能补，阳中微阴，归心肺二经，兼归胃经，为清润之品，专行肺经气分，为治肺热的良药。因此，舌干口渴及阴虚有热心烦不眠、肺阴不足而有燥热、咳嗽痰稠、胃阴不足等，最为适用，乃治疗糖尿病的必需品。

7 天花粉

天花粉是临床最常用治疗糖尿病的中药。其为葫芦科多年生宿根草质藤本植物瓜蒌干燥块根，味苦、微甘，性寒，归肺胃二经。具有消肿排脓、清热生津的功效，可用于治疗热病热邪伤津、口干舌燥，以及糖尿病的口渴多饮等症。古论此药甘不伤胃，酸能生津，苦寒降火归肺经，润枯涸而行津液，为纯阴之，及治疗糖尿病的良药，予虚热之人最宜。现代临床研究本品的提取物可使血糖先升后降，但亦有报道此药可使家兔的血糖升高，肝糖原增多。单味天花粉煎剂治疗糖尿病有效。本药在糖尿病合并皮肤疖肿、皮肤感染时首选。

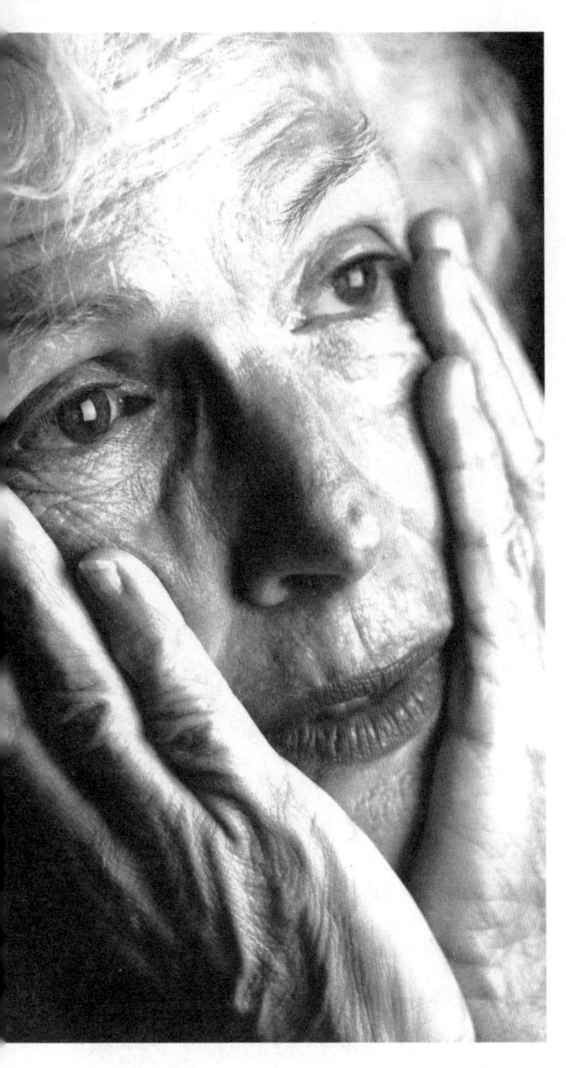

糖尿病患者应禁服哪些药物

（1）烟酸药可引起糖耐量下降，并通过末梢组织抑制对葡萄糖的利用。

（2）链霉素对胰岛细胞具有直接抑制作用，动物实验证实，链霉素能促进糖尿病的发生。

（3）噻嗪类利尿药抑制胰岛细胞释放胰岛素，促使糖尿病发生，作用最强的是二氮嗪。

（4）长期服用避孕药对葡萄糖耐量有轻度抑制作用，可诱发糖尿病。

如何认识胰岛素的适应证

胰岛素对糖尿病患者来说并不陌生，但许多人对其适应证就不太了解了。胰岛素的适应证如下所示：

（1）糖尿病患者伴有血管病变，如肾脏病变、视网膜病变或有肝硬化、神经病变、下肢坏疽等宜采用胰岛素治疗。

（2）糖尿病伴高渗昏迷或乳酸性酸中毒患者采取胰岛素治疗效果最佳。

（3）凡是用饮食控制和口服降糖药物治疗而得不到满意控制的糖尿病患者，均可用胰岛素治疗。

（4）体重明显减轻，伴营养不良，生长发育迟缓的糖尿病患者，宜采用胰岛素治疗；若伴有结核病等长期消耗性疾病者须与抗结核联合治疗。

（5）2型糖尿病患者如因应激、感染、外伤、手术、急性心肌梗死等情况发生酮症酸中毒者，也应选择胰

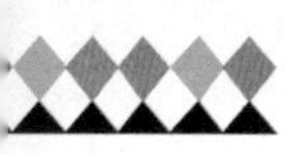

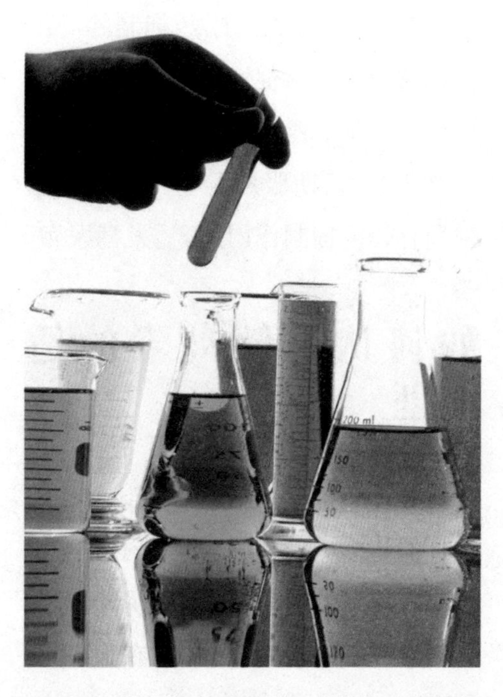

岛素治疗，当应激反应消除，病情好转可酌情停用。

（6）妊娠女性有糖尿病或妊娠期糖尿病患者，用胰岛素治疗就是最好的选择。

（7）对于胰岛素依赖型糖尿病，有无酮症酸中毒均须持续不断地采取胰岛素治疗。

（8）垂体性糖尿病、胰源性糖尿病、继发性糖尿病等均须采用胰岛素治疗。

如何区别胰岛素的剂型

胰岛素的种类有猪、牛、人胰岛素三种，前两种是从猪和牛的胰腺中提取的动物源性胰岛素。猪、牛胰岛素和人胰岛素相比，其不良反应大，疗效较差，易产生胰岛素抵抗，特别是牛胰岛素更容易发生。人胰岛素并不是从人胰腺中提取的胰岛素，而是用对猪、牛胰岛素进行改造和通过大肠埃希菌或发酵用的酵母菌采用DNA重组技术生产的。它具有作用快、作用时间短、疗效高、产生胰岛素抵抗小等特点，但价格比较昂贵。

如果根据胰岛素作用时间的长短来分，目前临床上常用的胰岛素分短效、中效及长效三种。皮下注射后起效时间分别是20～30分钟、1.5～4小时、3～4小时；作用高峰时间分别为2～4小时、6～10小时、14～20小时；持续时间分别为5～8小时、12～24小时、24～36小时。

值得一提的是，20世纪末期科研人员推出一种短效胰岛素“优泌劳”，其起效时间较短，在注射后几分钟内即可起效。

从外表上看，短效胰岛素清亮透明，中效或长效胰岛素为乳白色混浊呈雾状。

如何正确储存胰岛素

胰岛素储存最理想的方法是冷

藏：放在冰箱内保存于2～8℃，切忌冷冻，因胰岛素冷冻后容易发生变质，失去活性。

中、长效胰岛素在5℃的冰箱内可保存3年效价不变，而普通胰岛素放置3个月后效价就会稍有下降，放置3年后其效价可减少20%。鱼精蛋白锌胰岛素和中性鱼精蛋白锌胰岛素在25℃放置3年效价无明显改变，但放置后胰岛素可沉淀于瓶底部。各种类型的胰岛素放置在30～35℃时都会有部分失效，胰岛素的颜色及结构都会受到影响，出现改变，普通胰岛素8个月后效价减弱一半左右，中性鱼精蛋白锌胰岛素和鱼精蛋白锌胰岛素效价降低10%左右。各种胰岛素放置在高于54℃时均迅速失效。胰岛素的有效期为1～2年，超过有效期后药效降低，但仍可使用。正在使用的胰岛素最好放置在-2℃的冰箱内保存。

★健康小常识

糖尿病患者节日饮食宜忌

饮食疗法是糖尿病患者应终生坚持的一种基础治疗，按时按量进餐，合理摄入热量，做到饮食结构合理。节假日期间，面对各种美食、零食等诱惑，糖尿病患者应当注意什么呢？

首先，糖尿病患者每天应定时定量进餐。糖尿病患者应在每日所需热量的指导下选择适当的食品，对于肥胖的2型糖尿病患者，更应降低饮食中的热量摄入，减轻体重。

其次，要限制食盐的摄入。伴有高血压、心脏病的糖尿病患者，应限制食盐量，口味宜清淡，尽量不食腌制品，如咸鱼、咸肉、咸菜等。

水果的选择也是必须注意的事项。新鲜水果富含维生素、矿物质，但由于某些水果的糖量吸收快，容易使血糖升高，糖尿病患者进食水果首先要使血糖控制在相对良好和稳定的水平，尽量避免食用含糖高的水果，选择升糖指数低的水果。进食水果最好在空腹或两餐之间，少量开始，最多不超过100克，且要从治疗计划中减去相应热量的主食。

最后，喝酒要守“规矩”。糖尿病患者尽量不饮酒，因为饮酒是心脑血管系统疾病的重要致病因素，正在使用降糖药的患者饮酒可能发生低血糖，也可能诱发酮症酸中毒。如果饮酒，有以下几点需要注意：一是血糖控制良好，无其他重要的慢性病和糖尿病并发症；二是肝功能正常；三是饮酒时要进食，避免发生低血糖；四是控制饮酒量，每天葡萄酒不超过100毫升，啤酒不超过350毫升，不要喝白酒。

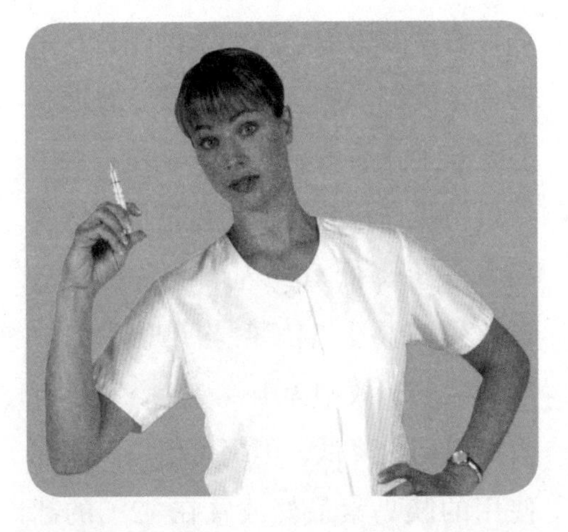

胰岛素注射的最佳部位在哪里

答案是腹部。

科学研究发现，胰岛素在腹部注射吸收最均衡。在腹部注射胰岛素，机体对其吸收比较迅速和均匀，可以比较准确地预知它何时可以降低血糖及其发挥功效的时间。

目前人们通常在3个部位注射胰岛素：胳膊、大腿和腹部。我们知道，机体的不同部位对胰岛素的吸收速度是不一样的，要想良好地控制血糖水平，首先必须清楚胰岛素发挥功效的快慢。可以在胳膊、大腿和腹部的其中一处改变进针的部位，如大腿的内侧和外侧、腹部的左侧和右侧等处，而不要在3处轮换。也可以在上午注射一个部位，到了晚上在另一个部位注射，不能随意改变这种规律。无论使用哪种方法，都应该能够比较精确地预知胰岛素的吸收速率，因为对控制血糖而言，这是非常重要的。有一些因素能够影响机体对胰岛素的吸收。比如，在胳膊或大腿处注射了胰岛素，之后四肢又做了剧烈的活动，那么胰岛素就会被又多又快地吸收，这样一来，就很难估计胰岛素影响血糖的时间；另外，温度也是一个影响因素，温度高，胰岛素的吸收速率也高。由于腹部经常被衣服覆盖，局部温度比较高，所以胰岛素在此处会被吸收得更快。

患者自己注射胰岛素应该注意什么

治疗糖尿病最有效的方法，就是注射胰岛素，然而有许多糖尿病患者却拒绝应用胰岛素。这其中的原因主要有两点：一是错误地认为注射胰岛素会成瘾；另一点是患者认为注射胰岛素必须由医生护士执行，一旦接受注射，就离不开医生了，很麻烦。这种认识是错误的，因为患者完全可以自己注射胰岛素。

糖尿病专职医生当然希望在开始应用胰岛素时，患者能住院观察，以便较快地调节好患者所需胰岛素的剂量、种类等情况，但糖尿病是一个终身性疾病，患者不可能整天住在医院里，这就要求糖尿病患者能自己注射胰岛素。其实这并不难做到，尤其有了诺和笔后就更容易了。

患者自己注射胰岛素应掌握和注意以下几点：

1 准备胰岛素

（1）首先用 75% 酒精消毒胰岛素瓶盖；

（2）向胰岛素瓶内注入略大于所抽取胰岛素量的气体，以便准确抽取胰岛素；

（3）如注射混合胰岛素，向胰岛素瓶内注入空气后，应先准确抽取短效胰岛素的用量，然后一次性准确抽取所需剂量的中效胰岛素或长效胰岛素，抽好两种胰岛素后，从中、长效胰岛素瓶中把针抽出来，再抽一点空气形成小气泡，然后将注射器上下翻动，混匀胰岛素；

（4）将注射针头向上直立，排出小气泡。注意不要因排空气把胰岛素排丢，再说很小的气泡对人体也没有什么危害。

2 选择部位

胰岛素需皮下注射，以下几个部位是注射的理想部位：前臂外侧、三角肌处，大腿前部及外侧、腹部及臀部。于不同部位注射胰岛素，药物吸收快慢也不同，以腹部吸收得最快，其次是臂部，然后是大腿和臀部。要经常更换注射部位，可限用多个部位循环转换使用。不应短时间在同一部位多次注射，以防减低局部皮下组织的吸收能力，胰岛素不能完全吸收。注射鱼精蛋白锌胰岛素时更要勤换注射部位，以防止局部淋巴管堵塞，影响吸收。选择好注射部位后，还得先用碘酒后用酒精消毒。

3 注射方法

用左手拇指和示指将皮肤夹住再轻轻提起，将抽好胰岛素的注射器针尖与皮肤成直角注入，消瘦者针尖与皮肤成 45° 角注入。试抽一下如无回血，便开始注射胰岛素，最后用消毒棉球压迫注射处，快速拔出针头。

如何选择注射胰岛素的时间

选择注射胰岛素的时间要看实际情况。餐前血糖水平是决定胰岛素使用时间的关键因素。通常胰岛素在餐前 20 分钟注射，如果你的血糖水

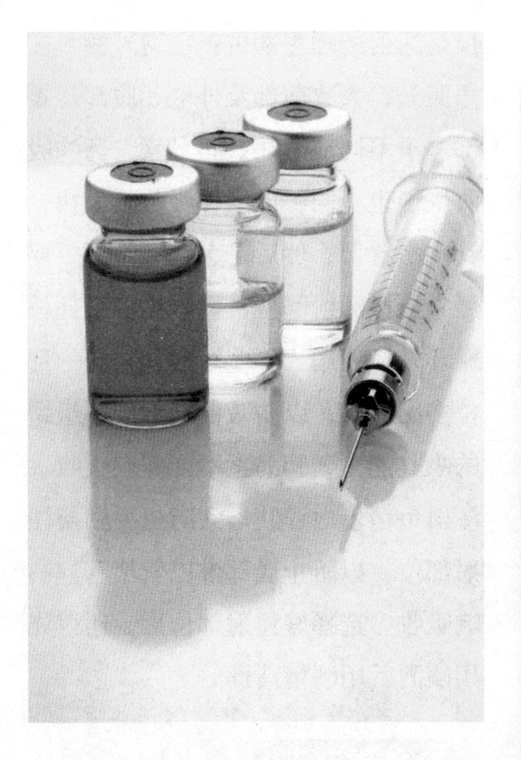

平比较高，就要在饭前45分钟注射胰岛素；如果你的血糖水平比较低，则应该在就餐时注射胰岛素。国外某著名的糖尿病协会建议在饭前45分钟时使用胰岛素，这样有助于控制饭后血糖的升高，具体如下：饭前45分钟血糖值＜50毫克/分升，吃饭时注射胰岛素；饭前45分钟血糖值50～70毫克/分升，饭后注射胰岛素；饭前45分钟血糖值70～120毫克/分升，饭前15分钟注射胰岛素；饭前45分钟血糖值120～180毫克/分升，饭前半个小时注射胰岛素；饭前45分钟血糖值＞180毫克/分升，饭前45分钟注射胰岛素。

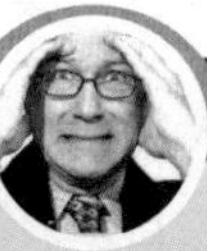

降·糖·食·谱

预防糖尿病多吃豆类、蔬菜

全谷类食品和很多蔬菜所含的非水溶性纤维能够改善人体对胰岛素的利用状况，从而有助于预防2型糖尿病。

在平时常见的几类食物中，粗粮、豆类、蔬菜、菌藻类都含有丰富的膳食纤维，特别是粗粮中的玉米、麸皮、小米、黑米、紫米；豆类中的蚕豆、黑豆、黄豆、绿豆、豌豆、赤小豆；蔬菜中的魔芋、芹菜、韭菜、芦笋、胡萝卜、白萝卜、蒜苗、葱头、菠菜、木耳；菌藻类中的香菇、蘑菇、紫菜、海带、海白菜，含量较高。

现在介绍一款有益于糖尿病患者的食品——魔芋冻。

将500克魔芋洗净去皮，加少量水，捣成浆状（或用家用绞汁机快速打成浆汁），再加水搅拌，用细筛滤渣，收集汁液，放入锅内煮沸后，改用小火煎煮2小时以上，倒入盘中，冷后凝成胶冻状，此即魔芋冻，也叫做“魔芋胶”。魔芋冻口感如猪皮冻，润滑爽心。食用方法与豆腐一样，即炖、烧、炒、煎、凉拌或煨煮，皆可获得满意的效果。对糖尿病患者来说，服食魔芋冻有清热解毒、利水止渴、降血脂和降血糖等功效。

胰岛素注射后什么时间发挥作用

每种胰岛素的作用高峰时间一般都有一个范围，而且相差较大。注射后因受个体差异等因素的影响，每位患者在注射胰岛素后，胰岛素的作用高峰时间自然也就不同。了解个人的胰岛素作用高峰时间有利于使胰岛素与食物的高峰时间（食物进入人体后，经消化吸收，血糖达到高峰的时间）一致，这样患者就有了进食食物的主动权。同时及时了解并避免低血糖的发生，对于有些无低血糖症状的患者尤为重要。

短效胰岛素的作用高峰时间一般在注射后 3 个半小时左右。为了准确掌握短效胰岛素注射后在自身体内达到作用高峰的时间，可在注射后 2 ~ 4 小时内分别每隔半小时检测血糖。血糖水平最低的时间，就是短效胰岛素在自己体内作用最强的时间。

胰岛素出现不良反应怎么办

俗话说“常在河边走，哪能不湿鞋”，糖尿病患者长期应用胰岛素难免会出现不良反应，因此学会如何正确处理胰岛素所引起的不良反应，十分重要。胰岛素所引起的不良反应可分为全身反应和局部反应两种。

1 全身反应

（1）低血糖。最常见，多由于剂量过大、进食过少或减少或不按时、或由于运动、体力活动过多所致。应注意有效预防，及时治疗。

（2）胰岛素性水肿。多见于面部、四肢，往往自行消退，不需另行处理，少数情况严重的可短期使用利尿剂。

（3）产生胰岛素抵抗。不少患者在胰岛素治疗过程中，产生抗体，使得所需剂量逐渐增大，形成胰岛素抵抗。使用高纯度胰岛素制剂可大大减轻抵抗。

（4）体重增加。也较常见，主要是由于患者害怕出现低血糖，或出现低血糖后，增加了糖分的摄入及消耗减少所引起的。应严格控制饮食，

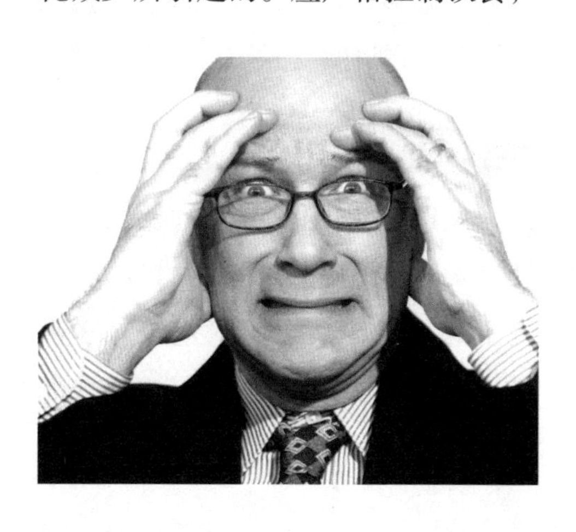

增加体力活动量，调整好进食及运动、胰岛素三者之间的关系。可加用食物纤维产品或双胍类降糖药，如糖脂双消胶囊，以降低饮食量，增加饱腹感，减少胰岛素的用量，提高其敏感性。

（5）过敏反应。如出现荨麻疹、紫癜、皮肤黏膜水肿、支气管哮喘、胃肠道反应等，极个别甚至发生急性肺水肿或过敏性休克，此种反应较少见，主要是由于胰岛素制剂质量不纯所致。轻者服用抗组织胺药物治疗，重者给予口服氢化可的松、肾上腺素等。必须使用胰岛素者，可调换高纯度的胰岛素制剂或者采取胰岛素脱敏疗法。

（6）视力模糊。多见于初治者，可随血糖浓度恢复正常而迅速消失，不致发生永久性改变，故不必配镜矫正。

（7）其他。少数早期糖尿病患者可出现感觉异常、下肢疼痛、蛋白尿增多等，糖尿病持续控制后可好转。

2 局部反应

（1）注射部位异常。使用长效胰岛素时常见皮肤红肿、发热、发痒、皮下有硬结，甚至起水疱等，多在20 ~ 30天内减轻。主要是由于胰岛素制剂不纯引起，也可由于使用从冰箱拿出的酒精等消毒剂或冷冻胰岛素所致。调换高纯度的胰岛素制剂或经常改变注射部位可以收到预防效果。如出现局部广泛和严重的皮肤病变，则参考上述出现过敏反应时的方法处理。

（2）皮下脂肪萎缩。皮下注射胰岛素7天及以上，局部或其他部位可出现皮下脂肪硬化萎缩，形成大坑。可将高纯度的胰岛素注射入萎缩的脂肪边缘。改用高纯度的胰岛素或经常更换注射部位可预防其发生。

（3）皮下脂肪纤维化增生。胰岛素反复多次注射处也常发生皮下脂肪增生。值得注意的是，很多患者在此种组织内注射胰岛素痛觉降低，经常采用同一部位注射以致更易发生或加重。采用高纯度胰岛素或经常更换注射部位可防止其发生。

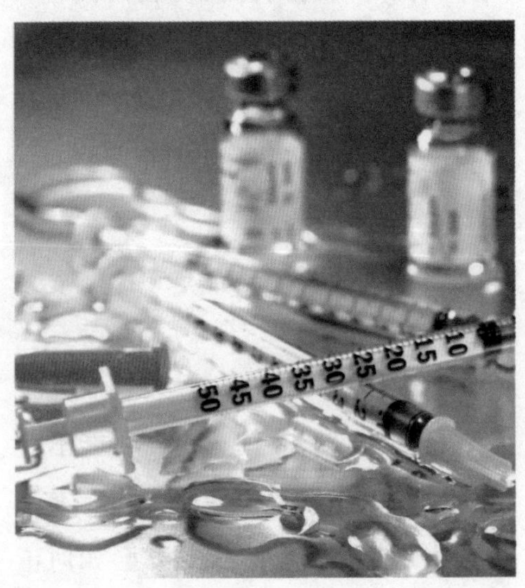

健康小常识

糖尿病患者须正视胰岛素治疗

我们知道，糖尿病并不可怕，可怕的是它的并发症。在大部分国家，糖尿病是第四大致死原因。糖尿病是发达国家成人致盲和视力损害的最常见原因，是非意外性截肢的最常见原因。糖尿病患者的低位截肢率比一般人群高15～40倍。2型糖尿病患者心脏病发作的风险与已发作过心脏病的非糖尿病患者相同。糖尿病伴有高血压患者发生脑卒中是单纯高血压患者的2倍。在普通人群中的10例死亡中就有1例与糖尿病相关。

糖尿病给患者、社会带来的负担日益增长，据有关专家表明，胰岛素治疗对1型和2型糖尿病患者来说都至关重要。对于2型糖尿病，由于早期和进展性β细胞功能下降，大部分患者需要胰岛素治疗。在中国，大多数是2型糖尿病患者，口服降糖药已成为2型糖尿病治疗的基石。

然而，随着β细胞功能的进行性衰竭，最终口服降糖药将无法使血糖控制稳定，血糖的失控将有可能导致大血管病变、微血管病变以及神经病变的后果，这是造成糖尿病患者日后致残、致死、生活质量下降的主要原因。在2型糖尿病患者中，将糖化血红蛋白控制在7%以下是预防心血管并发症的关键目标。衡量2型糖尿病的病情发展应以控制好糖化血红蛋白为标准。从控制饮食、适量运动到服用口服降糖药，在口服降糖药治疗无法控制血糖的情况下应使用胰岛素。胰岛素治疗的目标是尽可能模拟全天的正常胰岛素水平。最佳的方法是在降糖药基础上添加基础胰岛素。

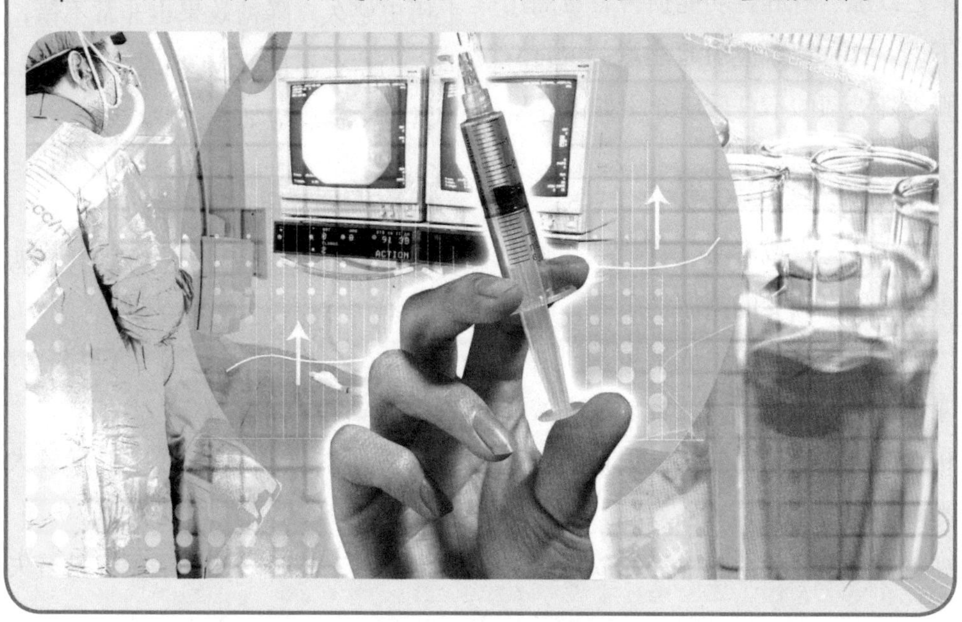

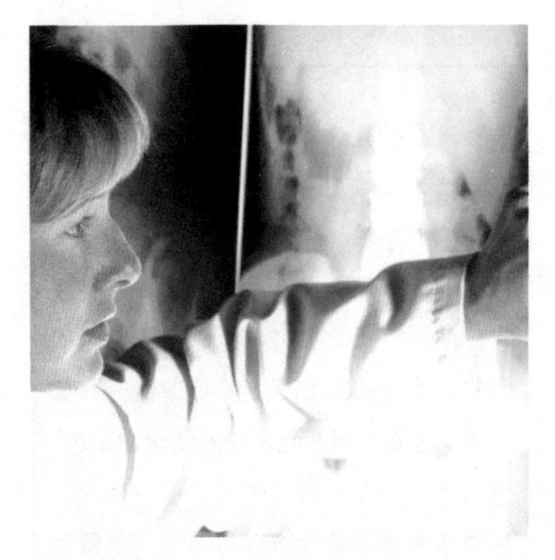

服用双胍类药物有何不良反应

双胍类降糖药临床效果好，价格又较便宜，是肥胖型糖尿病患者的首选药物，在国内的糖尿病患者中应用很广，甚至连易引起乳酸性酸中毒的苯乙双胍、有肝肾功能损害者也照用不误。这种现象应引起注意。现将双胍类降糖药的不良反应介绍如下：

1 乳酸性酸中毒

老年患者或者心、肾、肝、肺等重要脏器有病变的糖尿病患者，由于体内缺氧，乳酸的生成增多，而其代谢、清除发生障碍，就容易使乳酸堆积在血中，如果再服用较大量的双胍类降糖药，尤其是苯乙双胍，就会增高患者发生乳酸性酸中毒的危险性。

2 消化道反应

主要表现为食欲下降、恶心、呕吐、腹泻、腹胀等，有的患者可以通过减少剂量或改在饭后服用而使反应有所减轻。

3 加重肝肾功能损害

对于已经出现了肝肾功能不正常，如氨基转移酶升高，尿蛋白持续阳性或血中肌酐、尿素氮升高的糖尿病患者，应用双胍类药物有使肝肾功能进一步恶化的危险，最好不用。

服用磺脲类药物有何不良反应

尽管磺脲类药物的临床应用谈得上历史悠久，降糖效果也非常不错，但它仍然有不良反应，而且不容忽视。其常见不良反应如下：

1 消化道反应

可有腹部不适、食欲减退、恶心、腹泻等症状，一般较轻。

2 神经系统反应

格列本脲和氯磺丙脲用量较大者，可在少数患者中出现头晕、头痛、视力模糊、嗜睡、四肢震颤、共济失调，减量或停用后可消失。

3 血液系统反应

第一代磺脲类药物可引起一过性白细胞、粒细胞、血小板或全血细胞减少，极少数发生溶血性贫血；第二代磺脲类药物较少引起血液系统不良反应。

4 体重增加

这个问题是近年来才引起重视的。体重越重，对磺脲类药的需要量也越大，最终可能导致磺脲类药物继发性失效而必须使用胰岛素治疗了。

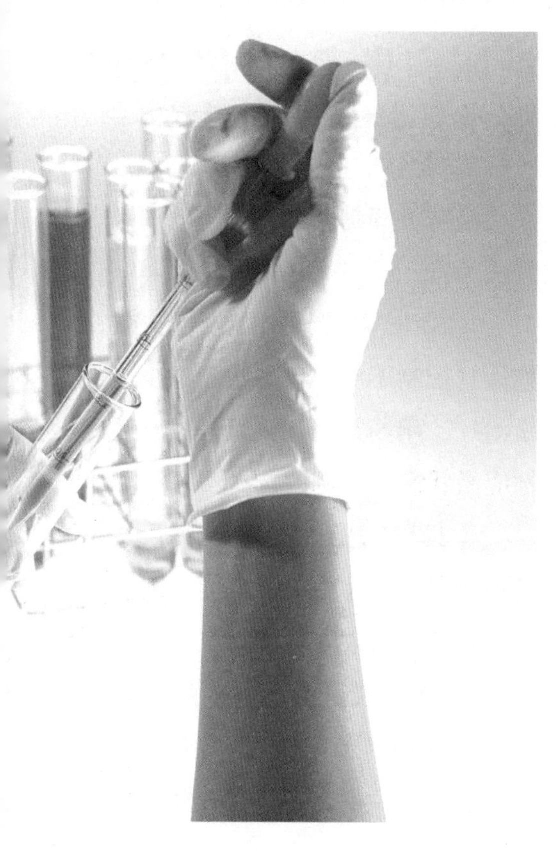

5 过敏反应

偶尔会出现皮疹、荨麻疹及皮肤瘙痒。

6 低血糖反应

磺脲类药物最常见也最有临床意义的不良反应是低血糖。因磺脲类药物作用机制主要是直接刺激胰岛 β 细胞分泌胰岛素，从而使血胰岛素浓度增高，在患者用药剂量过大、老年体弱、体力活动过多、不规则进食、饮酒或饮用含酒精的饮料后，均可发生低血糖反应。此外，当磺脲类药物与其他药物，如阿司匹林、单胺氧化酶抑制剂或磺胺类药物合用时，均可增加低血糖反应的发生。低血糖发作时常感心悸、饥饿、多汗、手抖、震颤，可自行缓解，严重时必须进食或输注葡萄糖。低血糖反应常可诱发冠心病患者的心绞痛或心肌梗死，也可引起脑血管意外，反复发作或持久性低血糖，造成不可逆性地损害中枢神经系统，甚至导致昏迷或死亡。老年患者或肝肾功能不全患者，由于磺脲类药物在体内代谢与排泄缓慢，易发生持续性低血糖，或因患者对低血糖反应能力差，发生无症状低血糖，或用肾上腺素能 β 受体阻滞剂，掩盖了低血糖症状。常有低血糖昏迷或肢

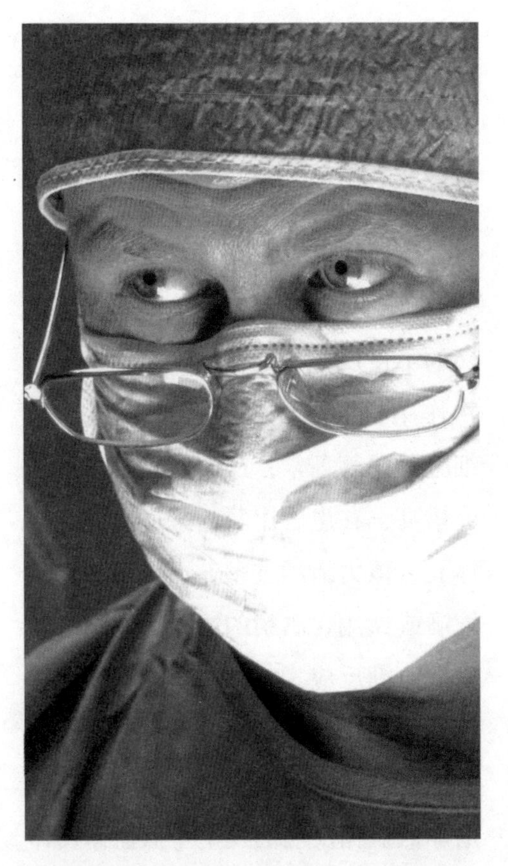

体瘫痪而误诊为脑血管意外。值得重视的还有格列本脲，其体内半衰期为10 ~ 16小时，作用持续时间可达24小时。因此，其引起的低血糖可严重而持久，甚至造成顽固性低血糖昏迷。老年患者、肝肾功能不全患者或有心脑血管并发症患者不宜应用。

7 其他反应

部分磺脲类药物，尤其是甲苯磺丁脲（D — 860）可暂时性抑制甲状腺吸碘率，可导致甲状腺功能减退。氯磺丙脲可导致水、钠潴留。

糖尿病患者如何判定磺脲类药物原发性失效

磺脲类药物原发性失效系指在严格控制饮食和适当运动治疗的条件下，服用足量的磺脲类降糖药之后，空腹血糖仍大于或等于11.1毫摩/升（200毫克/分升）者。一般来说，在适合使用磺脲类降血糖药物治疗的患者中，约有半数有明显的治疗效果，1/3处在边缘状态，1/5无效。加用胰岛素或双胍类药物、α —葡萄糖苷酶抑制剂等治疗可以有效地控制血糖。

糖尿病患者如何判定磺脲类药物继发性失效

磺脲类降糖药继发性失效的判定方法为：

（1）祛除假性的继发性失效，如饮食控制不严、体力活动过少、放松治疗、用药是否达到足量、有无急性应激状态、病例的选择不当等。

（2）多次测定空腹及餐后2小时血糖和24小时尿糖定量，判定是否达到良好的效果标准。

（3）服磺脲类药物前后胰岛素及C —肽测定，继发性失效者服药后胰岛素及C —肽分泌不足，胰岛素分泌的曲线呈低平，高峰多明显低下，而且后移，空腹值正常或略低于正常。

（4）少数存在胰岛素抵抗者，虽可有高胰岛素血症，但血糖、尿糖水平明显高于良好标准。

（5）判定磺脲类药物是否已服足量，服药的时间是否足够长，是否达到良好效果标准。

糖尿病患者如何利用磺脲类药物增强药效

下列药物可能会对磺脲类药物的药效起增强作用：

（1）降压药：胍啶、利血平等。

（2）双胍类降糖药。

（3）抗肿瘤类药：氨甲蝶呤等。

（4）抗凝血病药：双香豆素等。

（5）抗菌类药物：磺胺类、异烟肼、青霉素等。

（6）解热镇痛药：保泰松、阿司匹林、吲哚美辛等。

（7）β 受体阻滞剂：普萘洛尔等。

（8）其他：甲巯咪唑、氨茶碱、呋喃唑酮、丙磺舒、氯贝丁酯、甲硝唑、别嘌醇等。

（9）大量饮酒。

健康绿洲

饮水不当会加重糖尿病病情

一直以来，不少糖尿病患者误认为糖尿病的多饮多尿症是由于喝水过多引起的，只要少喝水，就可以控制多饮多尿症状。

事实并非如此。专家提出警告，盲目控制饮水量不仅不会减轻糖尿病的症状，甚至会加重病情。

很多糖尿病患者为了控制多饮多尿症状，即使口渴也不愿喝水或尽量少喝水。这样虽然表面上看多饮多尿症状减轻了，但却在客观上导致了血糖值升高，在事实上加重了糖尿病病情。根据有关资料分析统计，因饮水不当而诱发病情加重的，占糖尿病患者的 10% ~ 20%。

那么，糖尿病患者每天补充多少水比较恰当？专家建议，糖尿病患者和普通人一样，每天平均需要 2500 毫升的水。除了饮食中含有的部分水外，还有 1600 ~ 2000 毫升的水要靠外部饮水供应。糖尿病患者可选用的饮用水有白开水、淡茶水、矿泉水等，不宜饮用含糖饮料。

另外专家表示，在摄入蛋白质食物较多、锻炼强度大、出汗多等情况下，都应适当多喝水。牛奶、豆浆是糖尿病患者补充水分的好饮料。每天喝牛奶、豆浆能改善缺钙状况，豆浆还含有一定量的膳食纤维，因而更适合比较肥胖、血脂高、血压高的糖尿病患者饮用。

糖尿病患者该怎样正确使用美吡哒

美吡哒降糖作用仅次于格列本脲，作用持续10 ~ 24小时，由于其代谢产物无降糖作用，很少发生低血糖，而且起效快，能有效控制餐后高血糖，因而是临床上常用的口服降糖药，美吡哒制剂有每片5毫克及10毫克两种，剂量范围5 ~ 40毫克/日，最大剂量40毫克/日，常用剂量15 ~ 20毫克/日。对于没有明显症状的早期糖尿病患者，美吡哒的开始剂量可用2.5 ~ 5毫克，早餐前半小时1次口服，对于空腹血糖高于7.1毫摩/升，有明显糖尿病症状者，开始剂量可用5 ~ 10毫克早餐前半小时服，也可以在早晚餐前各服5毫克，服药3 ~ 6天后根据血糖尿糖情况逐渐增加剂量直到血糖得到满意控制。如果每日剂量超过15毫克，可分2 ~ 3次餐前半小时口服。服用美吡哒应注意：

（1）美吡哒代谢产物需要经肾排泄，所以肾小球滤过率低于60毫升/分禁用。

（2）美吡哒起效快，服药后半小时就有降糖作用，1 ~ 2.5小时达高峰，所以最好进餐前半小时服用，而且要控制饮食，定时定量进餐。

（3）美吡哒降糖作用强，很少发生低血糖，所以医生经常给患者服用这种药物，但不按饮食疗法要求进餐，不合理用药，也可以发生低血糖，应引起注意。

（4）有明显糖尿病症状并用较大剂量美吡哒治疗的患者要注意尿糖尿酮的检查，如果有尿酮出现应改用胰岛素治疗，停用美吡哒。

（5）重症糖尿病、糖尿病高渗昏迷、酮症酸中毒及合并应激状态不能用美吡哒治疗，应该采用胰岛素治疗。

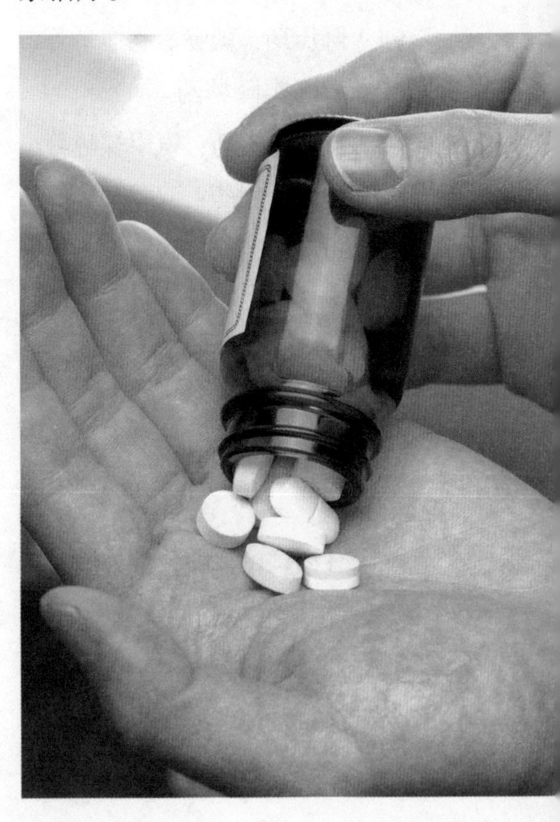

糖尿病病因复杂，不好的生活习惯会加重病情，因而掌握科学的生活保健原则对控制病情是至关重要的。本节将为您介绍这方面的内容。

生活保健常识

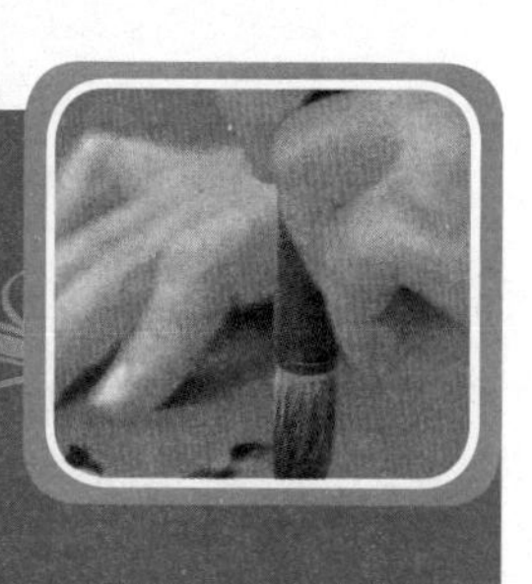

糖尿病患者生活宜有规律吗

糖尿病患者平时要注意生活规律，有规律的生活有利于长期稳定控制血糖及防治并发症。反之生活无规律，不注意饮食控制、适当活动及控制体重，将会产生可怕的后果，主要是血糖不能得到很好的控制，并发症不知不觉地进展，如视网膜病变最终可导致失明；神经病变可致肢体麻木、疼痛；严重的肢端坏疽，需手术截肢；肾脏损害可致尿毒症等。因为糖尿病的预后取决于并发症，为预防糖尿病的并发症，首先应建立起合理的生活规律。每天的吃饭时间及进餐次数、每次进食量大致相同；每天工作和学习的时间及工作量大致相同；每天体育活动和练气功时间及活动量应大致相同；保证充足的睡眠，每天的作息时间应大致相同；保持标准或接近标准体重，肥胖者应有计划地减肥；若有特殊情况如外出开会、旅游等难以做到生活有规律时，应对饮食、活动、药物三方面灵活调整。

糖尿病患者在日常生活中应注意什么

由于体内胰岛处于绝对或相对不足状态，胰岛细胞功能低下，不能随人体的饮食、睡眠、活动、情绪波动而自行调整血糖水平，必须靠一定量的药物才能达到稳定血糖的目的。因此，糖尿病患者只有生活有计划、有规律，才能在一定量的药物帮助下稳定控制血糖水平。假如日常生

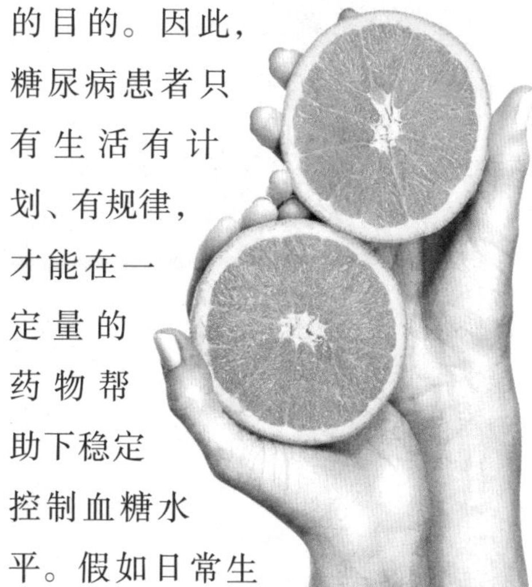

活毫无规律，饮食不能定时、定量，体力活动时多时少，睡眠时间忽长忽短，必然造成血糖上下波动，而使病情加重。故糖尿病患者要养成良好的生活习惯，来适应和稳定糖尿病病情的变化。

糖尿病良好的日常生活习惯应该包括以下这些：

（1）睡眠定时、定量，并且要充足。

（2）保持情绪稳定。

（3）饮食定时、定量。

（4）无烟酒等不良嗜好。

（5）体力活动定时、定量。

（6）定期复查病情。

（7）每日的工作及家务合理安排。

（8）保持身体清洁。

（9）按时用药。

因每个患者具体情况不同，可根据个人的具体实情，拟出一份合理的切实可行的生活计划，并尽力付诸实施。

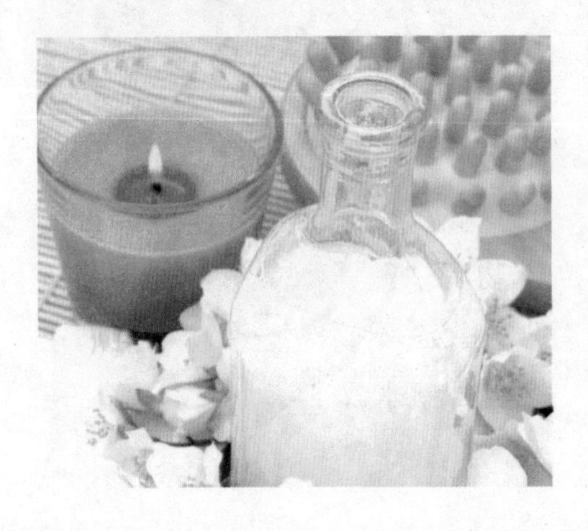

另外，糖尿病患者生活方式的好坏十分重要，几乎与药物治疗相提并论。所谓生活方式主要包括以下几个方面：

1 饮 食

饮食要繁。糖尿病患者饮食应多样化，不可偏食，瘦肉、鱼、鸡、乳、海产品、豆制品、菌类等都应吃些，新鲜的蔬菜更应多吃，忌酒与忌烟，肥胖者应限制饮食，适当减轻体重，对心脏和糖尿病控制均有益。

2 衣 服

衣服要暖。糖尿病患者应比一般人更要注意保暖，冬季是冠心病，特别是心肌梗死的多发季节，寒冷又是心绞痛和心肌梗死发生的诱因之一，糖尿病患者合并冠心病发病率极高；同时寒冷又会刺激血糖上升，使病情加重。因此，在严寒或气候变化之际，糖尿病患者应及时增加衣服，裤子和内衣均宜肥大些，平时裤带不应扎得过紧。

3 居 住

居住宜群。心肌梗死或猝死易发生在安静的夜晚，夜间有时又会出现

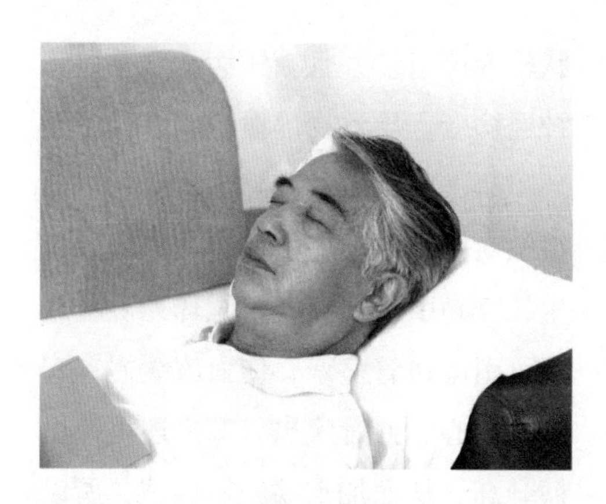

低血糖，因此不应让患者自己独居一室，与患者同居的亲人或朋友在夜里应提高警觉，备好硝酸甘油或速效救心丸、糖水等应急用品，一旦发现意外就应积极抢救。

4 睡　眠

睡眠要足。睡眠好、休息好对糖尿病患者十分重要，因此应力求有一个较为安静和舒适的居住条件，睡前不要吃东西，不喝浓茶，不吸烟，更不可饮酒，看电视、电影的时间也不宜过长，不看情节惊险、场面恐怖的片子，睡眠时应取右侧卧位，手不要放在胸部，防止心脏受压。

5 运　动

运动要有益。运动对心血管有利，还能降低血糖及轻中度高血压等，有利于控制病情。除了每天饭后应坚持散步外，应抽出更多时间进行合理的锻炼。

糖尿病患者可以晨练吗

常有糖尿病患者早晨空腹锻炼而致昏厥的事件发生。这是因为早晨气温较低，而糖尿病患者又多有心脑血管并发症，高度劳累或遇冷空气刺激很容易突然发病。另外，清晨大多数患者都是空腹锻炼，这样极易诱发低血糖，甚至引起低血糖昏迷。

通常而言，清晨空气污染在一天之中最为严重，尤其是浓雾天早晨的空气。空气污染物中较重的固体物和粒子一般都会降到地面上，而小于10微米的微粒可以长期漂浮在大气中。白天阳光照射着地面，气流多由下向上，近地面大气污染浓度则会降低。

夜间地面温度会开始下降，脏东西不仅不能向上扩散，反而趋于回降。所以如果早晨锻炼者呼吸加深加快，脏东西、细菌、灰尘很容易经呼吸道进入人体内部。特别是糖尿病患者，抗病能力又差，极易造成气管、肺感染从而加重自身病情。同时清晨花草、树丛释放氧气不多，二氧化碳浓度反而较白天还要高，这是夜间绿色植物摄取氧气、释放二氧化碳的结果。因此，糖尿病患者最好在下午或傍晚锻炼，一般情况下不宜晨练。

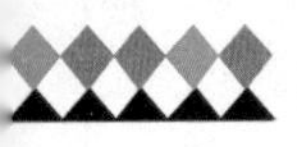

糖尿病患者夏天不午休行吗

夏季昼长夜短，气温很高，人体的新陈代谢旺盛，消耗较大，容易使人产生疲劳感。因此，糖尿病患者中午睡一会儿对调节身心、恢复精力、保持健康是很有益处的。

糖尿病患者可以适度秋冻吗

民间有“春捂秋冻”的说法，意在秋凉时不宜马上增加衣服，可适当地冻一下以锻炼自己的御寒能力，为适应寒冷的冬季作准备。春天气候多变，乍暖还寒时节不宜马上减少衣服以免受寒。这本是人们适应自然气候的一种做法，但糖尿病患者较具特殊性，应随时依据天气变化增减衣服。这是因为长期或间断的高血糖，抑制白细胞的吞噬能力，使血浆渗透压升高，使机体抵抗力下降。糖尿病患者尤其伴有糖尿病酮症酸中毒时，机体代谢严重紊乱，机体多种防御机能缺陷，对入侵微生物的反应如中和化学毒素、吞噬功能、细胞内杀菌作用、血清调理素和细胞免疫功能均受到抑制，从而使患者极易感染，且感染症状较为严重。并且糖尿病常合并血管神经病变，导致局部血供较差，微循环障碍，组织氧浓度降低，影响局部组织对感染的反应，还有利于厌氧菌生长，易引起坏疽和组织坏死。且寒冷可引起血管痉挛，使血流缓慢，容易诱发心脑血管疾患。寒冷还可使血糖升高，从而加重糖尿病病情，所以说糖尿病患者一般不宜秋冻。

睡眠不足对糖尿病患者有危害吗

糖尿病患者可能会怀疑：睡眠一般只会影响脑部，而糖尿病是一种代

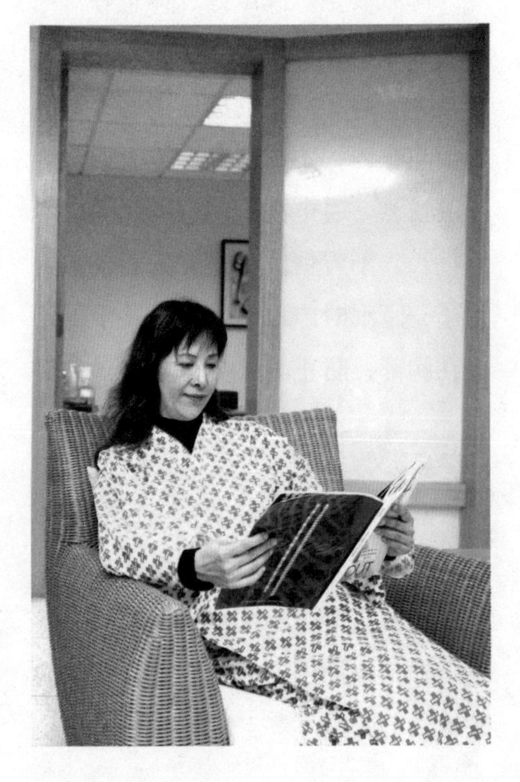

谢性疾病，它们之间存在联系吗？美国芝加哥大学医学院的一项最新研究成果则给了人们一个肯定的答案，睡眠不足同样会影响激素功能及新陈代谢，对糖尿病患者来说也有一定的危害。

研究人员选择了50多位健康男性作为研究对象，在实验的第一个晚上让他们睡足8小时，此后的6个晚上每晚只睡4小时，在实验的最后4个晚上则睡12小时。与此同时，研究人员在上述3个时段对这些接受实验者的影响血糖浓度的荷尔蒙皮质醇水平和心跳、机体新陈代谢功能等指标进行了测量。结果发现，在整个研究工作结束之后，这些测试对象的血糖水平无一例外都有所上升。另外他们的荷尔蒙也都出现了失调现象。毫无疑问，这些都是由于睡眠不稳定所造成的。由此可见，糖尿病患者如果睡眠不足，就很可能因为引发血糖升高而导致病情加重。

健★康★早★知★道

补维生素D的重要性

意大利研究人员发现：2型糖尿病患者容易出现维生素D缺失，维生素D可降低糖尿病并发症，尤其是骨质疏松症和骨关节病的风险。

糖尿病的一些并发症，如骨质疏松症和骨关节病等或多或少、直接或间接与患者缺乏维生素D有关：第一，糖尿病患者除了多食、多饮、多尿、体重减轻这“三多一少”的症状外，还常有一“松”，即骨质疏松症，据统计，约30%的糖尿病患者患有骨质疏松症。第二，糖尿病患者因感觉和反射方面的障碍，会使关节过度负荷，时间久了关节韧带、关节囊受到损伤，关节软骨侵蚀破坏，骨质碎裂，关节脱位，引起骨关节病。第三，糖尿病患者因血糖、尿糖增加，发生渗透性利尿，大量的钙会从尿中排出。另外，糖尿病患者除了糖代谢障碍外，还有维生素、降钙素等代谢失调，影响骨骼新陈代谢，促发骨质疏松症和骨关节病。第四，当糖尿病控制不良时，常伴有肝性营养不良和肾脏病变，致使活性维生素D减少、钙吸收不良、骨质缺钙、骨质疏松，从而造成骨关节病。

因此，糖尿病患者尤其需要补充维生素D，促进钙的摄取和吸收，从而防止这些并发症的发生。另外，维生素D无法从食物中直接摄取，糖尿病患者还要多晒太阳，因为维生素D的别名又叫“阳光维生素”，皮肤要通过获取阳光中的紫外线来制造维生素D。

要防治糖尿病性骨关节病，积极控制病情仍是首要任务。此外，还要加强饮食治疗，多补充钙和维生素D，适当户外活动等。

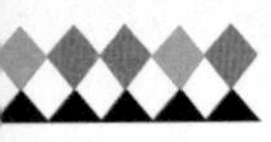

糖尿病患者如何保护自己的眼睛

糖尿病患者眼部病变的早期，视力通常不受影响，于是许多患者忽略了检查及对眼睛的保护，当病情进一步发展，不仅视力会急剧下降，而且还有失明的危险。患者如果在医生的指导下加强眼睛保健，积极治疗，是完全可以避免失明等严重并发症的。糖尿病眼部病变发现得越早，治疗效果就越好。具体应做到：

（1）尽量保持血压接近正常乃至正常。

（2）尽量控制血压在正常范围。

（3）治疗高血脂要积极。

（4）戒烟势在必行。

（5）如果已有糖尿病视网膜血管病变，应避免参加剧烈活动及游泳等活动。

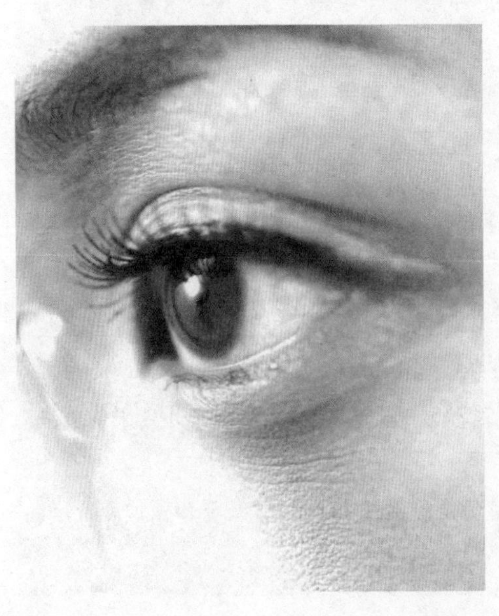

（6）一旦出现视力改变，应尽快到医院就诊。

（7）定期到医院检查眼睛：糖尿病患者在发病之初应对眼睛做一次全面检查；2型糖尿病患者应在患病5年后每年检查1次。

（8）眼睛的检查：包括视力和眼底检查。此时医生为能更清楚地观察视网膜血管情况，将向眼睛内滴入1～2滴阿托酰胺以使瞳孔扩大，能够用检眼镜更清楚地看清眼底，必要时进行荧光造影。

（9）激光治疗是治疗糖尿病视网膜病的有效手段。

只要避免手上的细菌感染眼部，就可大大减少眼部感染的发生，最简单可行的方法是按以下步骤洗脸：

首先，用肥皂洗去手上的污垢，用自来水冲洗干净。

其次，用肥皂洗脸盆，再用自来水冲洗干净。

最后，再往脸盆加温开水（热开水自然冷却，最好不要用热水加凉生水，因生水里有很多细菌）用于洗脸。

这样，先将手上的细菌洗掉再洗脸，就会清除传染源。一旦养成这一好习惯，就可使眼部保持健康、明亮。

健★康★早★知★道

体育锻炼对糖尿病的好处

运动不仅对正常人的健康有益，而且也是治疗糖尿病的主要方法。运动对糖尿病患者有如下好处：

1. 适当的体育锻炼，使人心情舒畅，有益于身心健康。长期运动可促进新陈代谢，增强体质，改善肌糖原的氧化代谢及心血管功能，使最大摄氧量增加，减少糖尿病患者的心血管并发症。

2. 运动可使肥胖病患者体重减轻。2型糖尿病患者大多肥胖，对胰岛素不敏感。通过体育锻炼，使体重下降，胰岛素受体数上升，提高对胰岛素的敏感性，可以降低胰岛素的用量。

3. 运动可促进葡萄糖透入肌肉细胞，促进肌肉和组织对糖的利用，从而降低血糖，减少尿糖和胰岛素的需要量。

4. 运动还可使肌肉更多地利用脂肪酸，降低血清三酰甘油、极低密度脂蛋白和低密度脂蛋白胆固醇，提高高密度脂蛋白胆固醇，增强脂蛋白酶活性，有利于预防冠心病、脑动脉硬化等并发症的发生。

总之，适当的体育锻炼，能促进新陈代谢，降低血糖、血脂，并可增加人体对胰岛素的敏感性，对治疗糖尿病是十分有益的，希望糖尿病患者要坚持体育锻炼，持之以恒。

糖尿病患者如何保护心脏

由于糖尿病并发冠心病的发病率极高，所以糖尿病合并冠心病患者应加强保护心脏的意识，同时必须做到以下几点：

（1）患者口袋内应放有一张小卡片，写上自己的姓名、年龄、工作单位、联系电话、详细地址、所患疾病，如果突然发生意外，有助于人们进行急救和通知。

（2）身边常备硝酸甘油类药物，以备急救之用：如备用保健盒，保健盒中的药物通常有两类：一类是缓解心绞痛发作的急救药物，如亚硝酸异戊酯、硝酸甘油、复方硝酸甘油片（复方戊四硝酯）等；另一类是预防心绞痛发作的药物，如安定片、双嘧达莫等。

（3）保护好药品以防变质：硝酸甘油要密封、避光，放干燥寒冷处保存，如果没有密封好，保存处温度较高就容易分解失效。心绞痛患者常

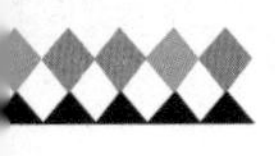

将保健盒贴身放在内衣口袋里，在体温作用下，易使药物变质失效。

（4）要经常检查硝酸甘油等药物是否失效或过期并及时更换，否则心绞痛发作时药物发挥不了作用，后果不堪设想。

糖尿病患者如何保护肾脏

一旦糖尿病肾病已经确诊，加强对糖尿病的控制对改善肾功能的作用并不大，但对于仅有微量蛋白尿者，糖尿病肾病仍处于早期，通过严格控制糖尿病，减少饮食中蛋白质的摄入量、治疗高血压和高血脂等方法，肾脏损害可部分得到逆转，有一定的益处。

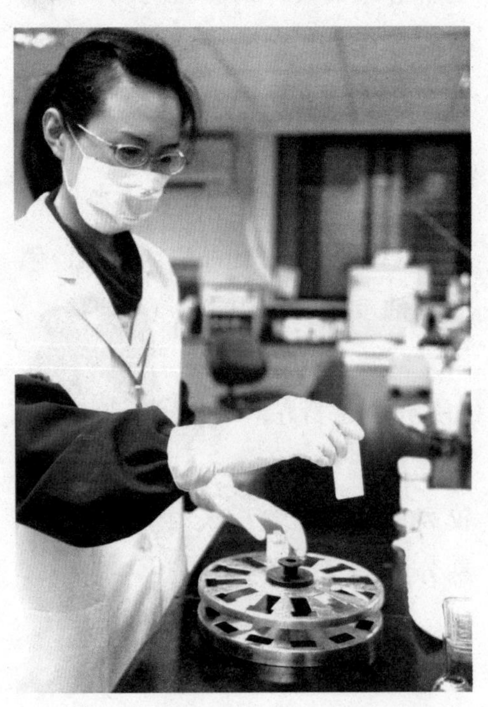

糖尿病患者必须要尽早树立保护肾脏的意识，否则糖尿病发展到了持续蛋白尿期就为时过晚了。

糖尿病患者如何保护自己的脚

如果糖尿病的病情长期得不到有效控制，一旦血糖过高，就会出现下肢大血管和微血管的病理性改变。

由于血栓形成及动脉粥样硬化，使血管管腔狭窄或阻塞，微循环受到阻碍，结果导致肢端缺血、感染、溃烂、坏疽。在大血管和微血管发生病变的同时，多伴有周围感觉、运动及植物性神经病变，引起触、温、痛觉降低或消失，导致组织受损而不易被患者发觉，伤口极易感染，出现溃烂、坏疽。另外，自主神经病变常引起干裂、无汗、感染，发生坏疽；运动神经病变引起足部畸形、夏科氏关节、肌肉萎缩等。因此，如果足部保护不好，经常容易导致溃烂及坏疽发生。

特别是在冬季，寒冷的刺激一方面可诱发高血糖，另一方面可使周围血管收缩，使本已缺血的下肢缺血状况更加严重，容易诱发足部坏疽。因

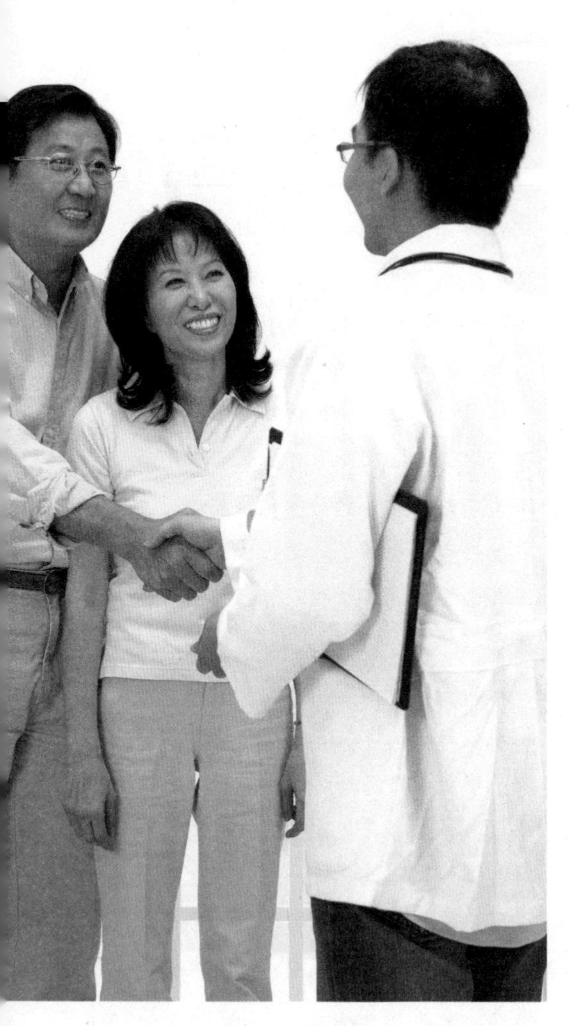

此糖尿病患者在冬季要特别注意保护足部，注意鞋袜要保暖、柔软、舒适；注意足部卫生，经常用温水或中药洗剂泡脚，改善下肢血液循环等；经常检查自己的足部有无损伤、畸形；积极治疗胼胝、鸡眼、脚癣等。糖尿病一旦合并肢端坏疽便很难治愈，病情严重的甚至需要截肢。所以，糖尿病患者要非常重视保护足部，防止发生脚部病变。

糖尿病会影响性功能吗

糖尿病对男性患者性功能的影响是由很多因素造成的。糖尿病男性患者阳痿的发生率达到40% ~ 60%，症状逐渐加重，最初可能只是勃起不坚，可以射精，也有正常性欲。最后随着病程延长，可发展成完全性阳痿。糖尿病性阳痿基本上是由于糖尿病性神经病变引起的，这种神经病变导致控制勃起的自主神经脱髓鞘变和髓脂质合成障碍。当然，糖尿病后期可以出现垂体和性腺的病理性改变，使性激素相应减少。另外，血管的硬化，特别是阴茎海绵体内小血管的硬化也可导致阳痿；药物和精神因素也在糖尿病性阳痿中起到了一定的作用。

女性糖尿病患者的性问题主要表现为性高潮缺乏。在病前无性高潮障碍的女性糖尿病患者中，出现性高潮障碍的比率高达35.2%，其原因与神经受损害、血管病变和血清激素水平变化有关。女性患者还出现阴道润滑功能下降，会造成性交困难。另外，女性糖尿病患者很容易发生阴道炎，这也是糖尿病患者对性生活产生恐惧的原因之一。

虽然性功能和性交能力在某种程度上还是可以恢复的，但中医认为本

健康误区

要命的认识误区

因为我有糖尿病，所以要控制喝水！

糖尿病常有口渴、喝水多的表现，患者们常有一种错误的观点，认为患糖尿病后应该控制喝水，这是大错特错的。喝水多是体内缺水的表现，是人体的一种保护性反应，患糖尿病后控制喝水不但不能治疗糖尿病，反而使糖尿病更加严重，可引起酮症酸中毒或高渗性昏迷，是非常危险的。

中医中药根治糖尿病！

医学界目前还没有找到根治糖尿病的方法，中医同样如此。祖国医学博大精深，中药药性复杂，对糖尿病的治疗效果尚待进一步研究，目前比较共同的认识是：中医、中药对糖尿病慢性并发症的防治有一定作用。但患者们如果盲信自称能根治糖尿病的“中医”，而终止现行的正常治疗，其结果往往是人财两空。

我只吃糖尿病食品！

有一定糖尿病饮食治疗知识的患者都应该知道：饮食治疗的目的在于控制总热量和均衡饮食，而并不在于专门吃所谓的“糖尿病食品”。其实糖尿病食品中的营养成分与普通食物没有什么不同。患者们如果不注意糖尿病饮食治疗的原则而认为只要吃“糖尿病食品”血糖就没有问题，那就大错特错了。

胰岛素是鸦片，我坚决不打！

对1型糖尿病患者来说，因为口服药物对他们没有效果，因此他们别无选择，为了生存下去只得接受胰岛素治疗。

对于需要用胰岛素治疗的2型糖尿病患者，要说服他们接受胰岛素治疗，往往是一件让医生很头疼的事。原因就在于这些患者心中有一个根深蒂固却非常错误的观念：胰岛素是鸦片，打上之后就再也离不开了。这种观点之所以根深蒂固主要就在于我们曾经给两种糖尿病起了非常容易让人误解的名字——“胰岛素依赖型糖尿病”和“非胰岛素依赖型糖尿病”。正因为这个原因，这两个不恰当的名称已渐渐被医学界废弃不用。另外，许多非专业医生的错误讲解和宣传也是造成这一错误观念的重要原因。关于胰岛素，在此要说明：

其一，胰岛素是人体内的正常激素，人体需要。

其二，2型糖尿病患者使用胰岛素后，仍可撤换胰岛素。

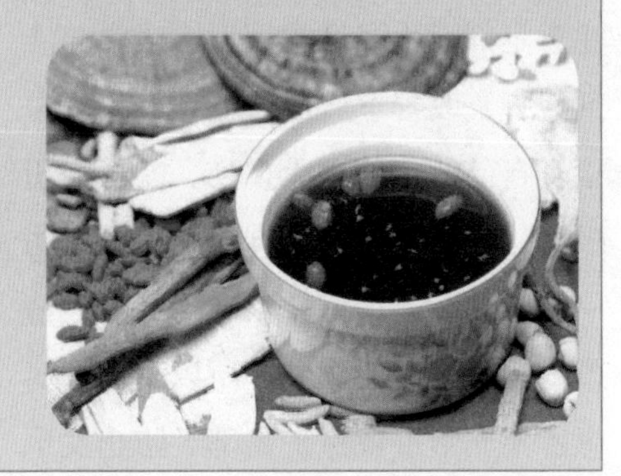

病是属阴虚之症，任何损阴的行为，都对本病不利，而性行为正是耗阴之首，所以列为禁忌之一。

糖尿病患者可以开车吗

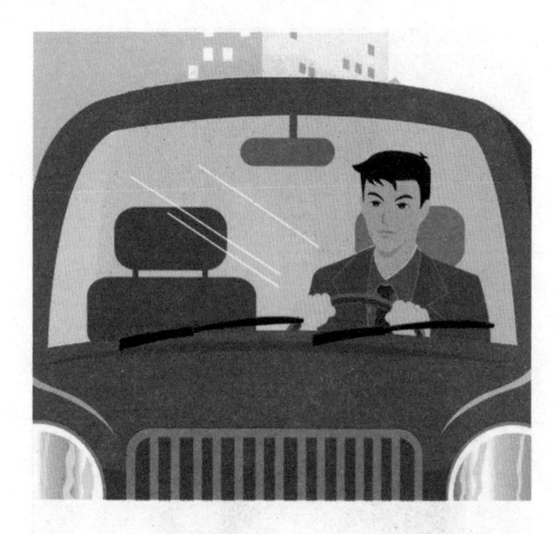

随着人们生活水平的不断改善，拥有汽车的人群与日俱增，交通事故的发生率也随之上升。虽然政府出台了有关法令后交通事故的发生率大大降低，受害者也明显减少，但由于糖尿病患病率升高，开车族中糖尿病患者越来越多，因糖尿病低血糖及其他糖尿病并发症等相关因素引发的意外交通事故却有所增加。因此，糖尿病患者是否可以开车成为不少人关心的话题。

事实上，糖尿病患者在病情稳定时完全可以像正常人一样开车，但如属于下列情况则不宜开车：

（1）发生低血糖反应时。糖尿病患者在注射胰岛素或服用降糖药后开车外出时，很容易发生低血糖反应。症状表现为头昏、心慌、视物模糊、出汗、反应迟钝、定向能力和自控能力降低，很容易发生交通事故。

（2）糖尿病合并高血压、冠心病、脑动脉硬化等大血管病变者。因为高速行驶时，易引起心率加快、血压升高、血糖升高，甚至诱发心律失常、心绞痛发作等，极易导致意外事故的发生。

（3）糖尿病引发神经病变者。这类患者在开车行驶过程中，常因四肢麻木、感觉迟钝、肢体疼痛、足部病变、血糖过高等导致注意力不集中，对临时出现的一些应急情况和突发事件不能及时地做出准确的反应从而造成车祸。

（4）糖尿病眼病如白内障、视网膜病变等眼部并发症，造成视力下降或视野调节障碍者，不宜开车。

因此，患糖尿病的驾车者驾车时应备有对付低血糖反应的食品和饮料，如糖块及饼干、可乐等。切忌高速行驶和疲劳驾车，长时间连续驾驶，最好中途适当休息或换人驾驶，避免因注意力不集中，反应迟钝而发生意外事故。

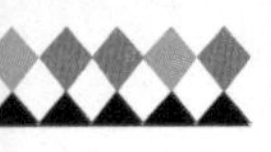

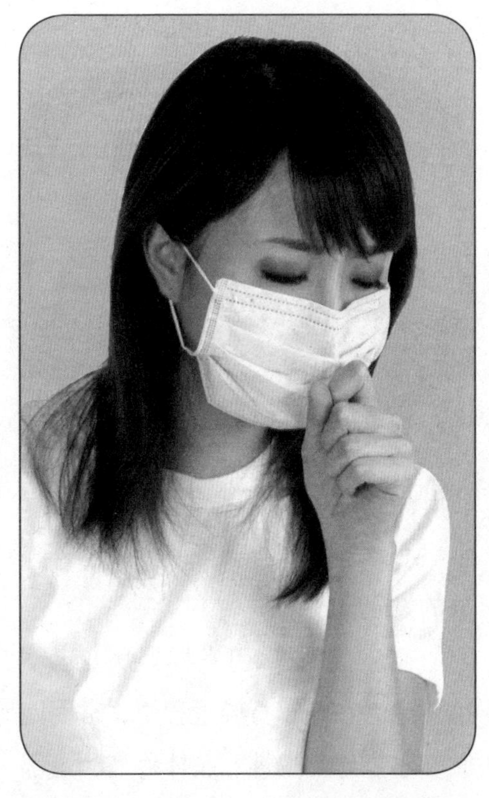

糖尿病患者可以染发吗

染发剂有可能引起一些糖尿病患者的过敏反应，其症状是头皮发痒，伴有红色丘疹或水疱，抓破后可溃烂、结痂，严重时甚至可以波及面部和颈部。由于染发剂染上头发后不易除去，所以这种过敏反应一般可以延续较长时间。为了防止染发剂过敏，无论是在家还是在理发店染发，无论这种染发剂过去是否使用过，都应先做一下皮肤试验，即把染发剂滴在纱布上，将纱布放在前臂内，一昼夜后局部若有发痒、发红现象，就不宜使用该染发剂。糖尿病患者由于血糖高，抵抗力低，染发过敏后容易引起感染，且感染症状不易控制，导致血糖进一步升高。曾发生过这样的事情，一位糖尿病女性患者染发后，因过敏而引起整个头顶部的感染，经切开引流、每日换药、抗感染和胰岛素等治疗，近3个月才治愈出院。所以，糖尿病患者忌随便用染发剂染发。

糖尿病患者可以常戴隐形眼镜吗

隐形眼镜与传统的框架镜比起来，不论是从实用性还是从美观上都有着明显的优势。可是，隐形眼镜长时间置于眼睑内也有一定的危险性，很容易引发结膜炎、角膜溃疡等症状。对于糖尿病患者来说，常戴隐形眼镜极易引发眼部并发症。

临床实验表明，糖尿病的发生会引起眼底视网膜病变，常戴隐形眼镜势必使病变加重。而且由于糖尿病视网膜病变早期，患者的视力完全不受影响，这样很容易导致患者对眼底病变的忽视。在隐形眼镜的进一步刺激下，眼底病变可能会严重恶化。因此，糖尿病患者平时应该尽可能少戴或不戴隐形眼镜。

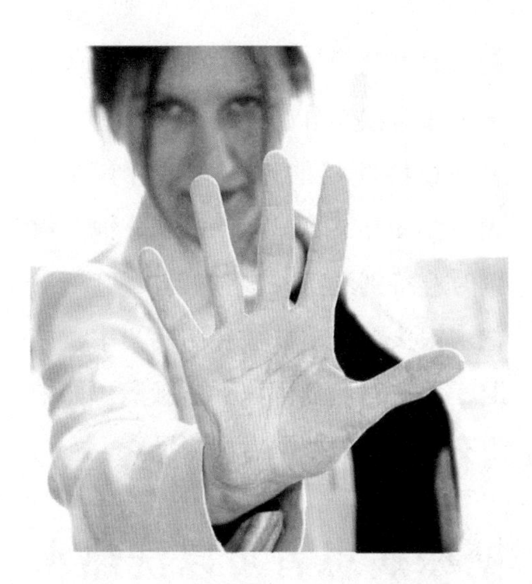

糖尿病患者可以使用手机吗

如今，大多数人都拥有一部手机。因为它不仅轻巧，而且传递信息十分简便快速，所以理所当然地成为人们的新宠。可是任何事物都具有两面性，瑞典隆德大学的研究人员用类似发自移动电话辐射的微波脉冲去照射老鼠，实验报告显示：老鼠的脑组织在受到照射后会失去防卫机能，血液内有损害性的蛋白质及毒素因此可以轻易地进入。

同样的道理，只要紧挨着来自移动电话的辐射波 2 分钟，人体内防止有伤害性蛋白质及毒素进入脑部的防卫机能也会丧失作用。而且有伤害性的蛋白质一旦进入脑组织，人就极有可能患上脑部及神经疾病，例如帕金森病、阿尔茨海默病以及多种硬化症等。

糖尿病患者应避免频繁地使用手机，以防止身体受到损害而使病情更加恶化。

糖尿病患者可以使用空调吗

糖尿病会造成患者机体内许多器官物质代谢的失调，体质变弱，抵抗力大大降低；而高血糖又有利于细菌或病毒的繁殖，器官对外来刺激的反应能力下降，容易招致感染。

如果室内开空调（特指冷气），一方面室内空气不易流通，另一方面寒冷刺激会使体内交感神经处于兴奋状态，增加肾上腺激素的分泌，促进肝糖原分解，在胰岛素分泌正常的情况下促肌肉细胞摄取葡萄糖以产生热量；而糖尿病患者胰岛素不足，肌肉摄取葡萄糖的能力减弱，致使血糖升高，身体产热不够，耐寒能力下降，本身抵抗力自然就差，易患感冒。加之室内空气不容易流通，更易引发感冒。尤其开着空调睡觉时更易着凉，从而导致病情加重，血糖升高，甚至诱发酮症酸中毒，故糖尿病患者应远离冷气空调。

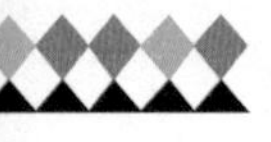

糖尿病患者怎样使用体温表

体温表是糖尿病患者平时肯定要用到的，那么应该怎样正确使用它呢？体温可通过体温表在口腔、肛门及腋窝中测试。口温一般要比肛温低0.3 ~ 0.5℃，而腋温又较口温低0.5℃。人体腋下的正常体温是36 ~ 37.2℃。

正确使用体温表，首先应将体温表的水银甩到35.5℃以下，然后根据不同患者的不同疾病，放置在不同的测温部位进行测量。

口表适合于7岁以上能够合作的儿童和成人，此法测量体温时间短，只需测3分钟，既方便又准确，正确的使用方法是把口张开，将水银头置于舌下，然后将口唇闭紧，注意切勿用牙齿咬合，以免损坏玻璃棒，使水银溢出而中毒；口表测量易受冷热饮食的影响而出现误差，故须在饮食30分钟以后测试。

肛表适用于7岁以下小儿、昏迷者及有口腔疾病或精神病的患者等。此法测试也只需3分钟左右，也较准确。方法是在水银表上涂上润滑剂，如凡士林软液、液状石蜡，然后插入肛门2.5 ~ 3厘米（约肛表1 / 3）处。插入时肛门设法放松，强行插入或过分紧张会损伤肛门周围组织。

长期便秘的糖尿病患者宜用腋表，测量的时间为5 ~ 10分钟。放置时应特别注意，先将胸前衣纽解开，把水银头贴紧皮肤放在腋窝当中，屈肘，手扶对侧肩部以夹紧腋窝。如腋下有汗，应先擦干后再测量。

糖尿病患者可以洗热水澡吗

温度过高会引起心跳加快，如果糖尿病患者的心脏原本已有问题（如曾经发生过心绞痛），过快的心率将导致生命危险。当患者处于过热的环境时，心脏不得不加倍工作以增加皮肤的血流量，通过蒸发和出汗把从水和空气中吸收的多余热量散发掉。科

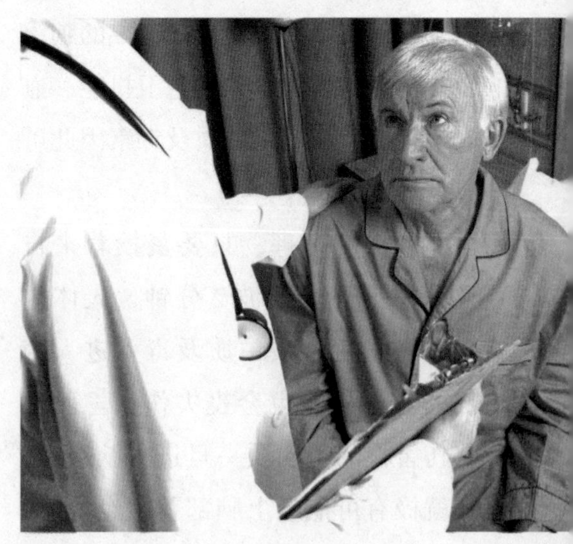

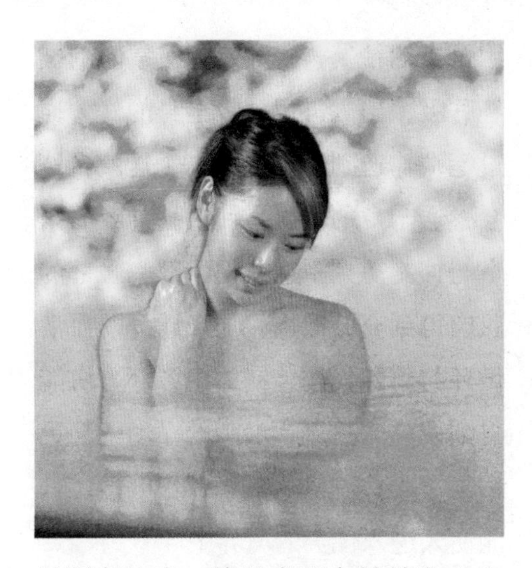

学研究认为，糖尿病很容易并发心血管系统的自主神经病变。而糖尿病患者使用高温热水洗澡时，会促使并发症的酶活性上升，从而在糖尿病发病过程中，发生血管收缩及微血管动脉硬化。另外，还可能出现感觉迟钝、手脚麻木等神经障碍，以及四肢无力、肾功能减退、关节炎、皮肤瘙痒、进行性消瘦、四肢无力等多种并发症。因此，糖尿病患者洗浴时应以温水为宜，切忌温度太高而引发并发症，甚至危及生命。

习书作画对糖尿病患者有好处吗

书画可以调节情绪。凡是有一定书画爱好的人都有这样的体会，习字作画，可以安定情绪，畅达胸怀。如临摹名家书画，更富无穷乐趣，欣赏名家书画，则有无以言状的愉悦感，从而享受美的无穷魅力，唤起对生活的无限情趣，可以很好地缓解患者自身的不良情绪。因此无论是书画的欣赏还是创作，都能使患者的情绪处于平稳状态，在潜移默化之中起到调节情绪的作用。书画创作和欣赏，又是一个培养高尚情操的行为，从而增强书画的精神调节作用。

书画是动静结合的运动。书写绘画之时，注意力高度集中，或站或屈或伸或展，不仅指、腕、肘、肩可以随意活动，而且腰、腿及周身各部位都处于一种恰到好处的运动状态之中。因此，书画既练动功，又练静功，动中有静，静中有动，从而起到既调身形，又调神态的作用，使人处于一种神志畅达、气血流通的绝妙氛围之中。同时，运笔时，呼吸与笔画的运行自然协调地配合，形成了呼吸、精神、动作三者的统一关系，对心肺等内脏器官以及神经系统均起到调节作用。对于体质虚弱的糖尿病患者而言，这种动静结合的书画运动也是一种极好的运动疗法。

现代学者对此运用科学仪器进行了验证，得出的结论是：书写时呼吸变慢，呼吸周期变长，特别是在书写

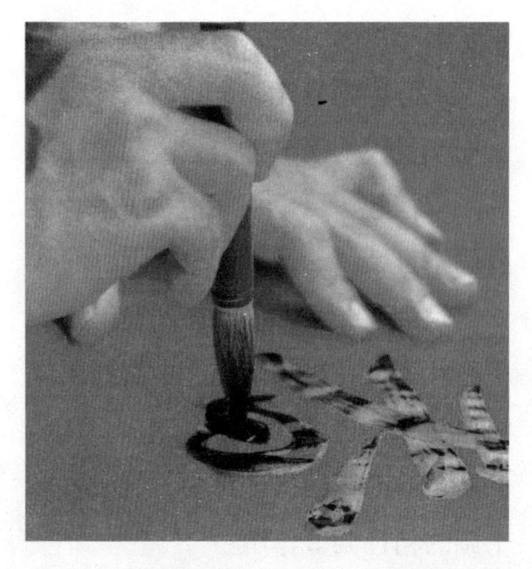

篆、隶两种字体时，吸气时间甚至超过呼气时间，在书写过程中心率也会减慢，写得越慢，心率降低幅度越大。书写者在运笔过程中，血压会逐渐降低。另外，书写过程中其脑电波活动率有效地高过书写前与书写后。这些科学研究的结果证实了书法与健康的关系。汉代书法家蔡邕在其著作《笔论》中记载："……夫书，先默坐静思，随意所适，言不出口，气不盈息，沉密神采，如对至尊，则无不善矣。"清代书法家包世臣曾经说过："学书如学拳，学拳者身法、步法、手法，扭筋对骨，出手起脚，必及筋之所能至，使之内气通而外劲出。"看来，书画创作多有入静的气功导引原理。甚至有人认为书法过程是一种独特的气功修炼过程，可以排除生活中烦恼和忧虑，集中全身的精力，巧妙地运用全身的精气，犹如打太极拳时的屏气呼吸，出入丹田，将全身的气力通过笔端输送到字里行间去，这就自然会融通全身的气血，使大脑神经的兴奋与抑制得到平衡，使手部和腰部的肌肉得到充分锻炼，加快周身的血液循环与新陈代谢，使体内各部分机能得到调整。总之，书画的一动一静、一呼一吸、一起一落、一快一慢，都能使人进入优美的境界中。

糖尿病患者如能亲自动手，或写或画，其中的乐趣自然是无穷无尽；如不能亲自动手，也可以做一名书画欣赏者。对书画的认真鉴赏过程，其中用神用心用力，并不低于书画创作之人。学会如何欣赏书画艺术，运用书画的基础知识，丰富自己的生活，也将使患者受益匪浅。郑板桥的竹子、齐白石的虾、徐悲鸿的奔马、张大千的泼墨山水，不知曾给多少人带来美的享受。书画的种类多种多样，患者可根据自己的爱好，选择自己喜欢的字体和画种，对选定的字体和画种要深入研究，不断提高自己的欣赏水平，只有这样才能将自己的兴趣和爱好逐渐巩固下来。如有可能，应逐渐学习和掌握它们的技巧，达到既能欣赏又能独立创作的高度。当然患者在休闲生活中学习书画艺术，主要是为了充实生活，陶冶性情，调节情绪，不必为了达到专业水平而给自己背上沉重的包袱，不妨轻松随意一些，尽兴足矣。

糖尿病患者适合下棋吗

下棋，是一种相当引人入胜的娱乐活动，它的种类很多，有著名的围棋、中国象棋、国际象棋等，还有儿童们喜爱的飞行棋、斗兽棋、跳棋、陆战棋等。其中，中国象棋、国际象棋、围棋已列入体育运动的竞赛项目，在竞赛过程中伴有复杂的心神活动，思维作用大于游戏作用。而儿童、青少年喜爱的跳棋、斗兽棋、陆战棋，游戏作用大于思维活动，往往给人以轻松愉悦感，对糖尿病患儿而言是很好的娱乐活动。现在世界上许多人热衷于各种棋类活动，他们从下棋以及欣赏大师们的高超棋艺来活跃思维、调节情绪、陶冶情操、磨炼意志，得到无穷的乐趣。

下棋能使人延年益寿。下棋除了比智力、比技巧外，还要比体力、比耐力。其他运动项目的比赛一般是几分钟甚至几十分钟，而一盘棋的比赛要几小时，耐力和体力的消耗是相关联的，因此常下棋有助于增强体质。在棋坛中流传着这样一句谚语：弈棋养性，延年益寿。古人还有“善弈者长寿”之说。古今棋手中长寿者确实不可胜数，如明末的高兰泉、清末的秋航等著名棋手都活到90岁以上，而近代围棋名家顾水如、刘棣怀活到80多岁，近代象棋高手林弈仙去世时93岁，近代谢侠逊更有“百岁棋王”之称。生理学家认为，一定量的生理负荷是保持人体各器官生理机制正常运作的必要条件，他们还指出，仅仅靠体育活动和体育锻炼的肌肉活动是不够的，必须要有大脑神经细胞的负荷，才能保持人体正常的生理功能。下棋既可启迪智慧，又可锻炼思维，下棋的艺术在于它构思的严谨、变化的奥妙。下棋能够增强人们头脑的逻辑性。围棋是把默记能力、计算能力、分析能力糅合在一起的；象棋的思维过程，实际是判断、计算、推理和决策的过程。面对瞬息万变的棋局，脑细胞必然处于高度活动的状态，脑血管随之舒张，脑细胞因此获得较多的营养，从而改善中枢神经的功能，延缓脑细胞的衰老，而达到延年益寿的目的。从医学角度看，下棋能控制人的心理活动，摒弃外界不良的精神刺激，调节呼吸的快慢与心脏的节奏，改善微循环的功能。这对于老年糖尿病患者来说，是保持健康和治病的一种不可多得的手段。心理学家指出，下棋不仅是一种引人入胜的消遣，还能促进个性的全面发展，另外下棋还能培养和改进人的思维能力，增强记忆力和应变能力，提高意念集中的能力。下棋时的循序渐进和预定策略的实施，能够磨炼患者的毅力并帮助其保持情绪稳定。至于象棋大师们的惊人记忆力是众所周知的，他们有的在下盲棋时，能与几个人同时周旋，有的一盘残局数十年之后仍记忆犹新。

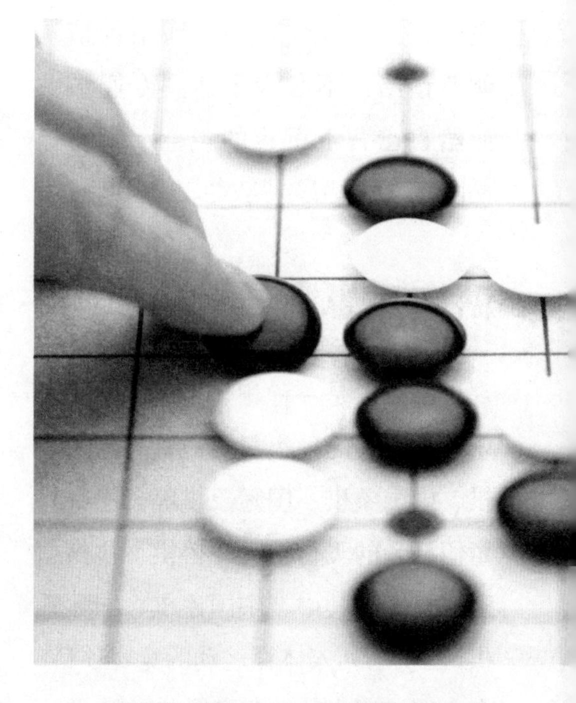

棋局变化无穷，给人以新鲜感，自古就有“千古无同局”的说法，它一般不会使人有雷同之感而出现厌烦心理。至于棋类的情趣也各有千秋，糖尿病患儿可以下跳棋、斗兽棋、陆战棋、飞行棋。这些棋既能满足儿童爱玩的天性，又能使之获得友谊等精神上的快感。

糖尿病患者下棋时应注意以下几方面：

在下棋时应有一定的限度和节制。一是时间不宜过长，下棋属于动脑筋的游戏，由于娱乐性强，会掩盖用脑过度的迹象，不知不觉中时间就过去了，脑力消耗过大，会使人头昏脑涨甚至头疼，这对患者的身心健康是极为不利的。另外，下棋要注意礼仪，输赢乃兵家常事，要淡化得失意识，不要过分计较胜败。

在下棋过程中杜绝赌博之风的滋长，不要上瘾成风。糖尿病患者下棋是为了休闲娱乐，解除烦恼，若整天沉迷于其中，反倒不利于糖尿病的控制。同时还应多方面、全方位地展开对糖尿病的控制活动，以利身心全面健康。

健★康★早★知★道

糖尿病患者大意不得

生活中往往存在这样一些人，他们自诩为乐观主义者，盲目乐观地认为：糖尿病对自己健康的危害并不大。殊不知，糖是人体能量供应的主要物质，也是为大脑、心脏等重要脏器提供热能的主要来源。血糖水平保持在一定范围内，才能保证各脏器功能正常运行；血糖代谢紊乱则可导致机体三大物质代谢紊乱，对机体造成很大危害，甚至危及生命。

糖类是维持人体日常活动所需能量的主要来源，糖尿病患者却因胰岛素分泌相对或绝对不足，使得糖类在经肠道吸收转变为葡萄糖进入血液后，在肝脏内不能转化为糖原储存，也难以被身体各组织特别是肌肉组织吸收利用，从而导致血糖浓度升高。当血糖浓度升高到超过肾糖阈 8.9 ~ 10 毫摩 / 升（160 ~ 189 毫克 / 分升）时，肾小球滤过的葡萄糖就有部分不能被肾小管重吸收，葡萄糖就会从尿中流失，机体于是就开始挪用脂肪供给热量。由于胰岛素缺乏和对胰岛素不敏感，脂代谢又会出现紊乱，从而引发高三酰甘油血症、高密度脂蛋白降低、血中极低密度脂蛋白升高及游离脂肪酸增加等。胰岛素严重缺乏时，脂肪组织大量被分解，脂肪分解后产生的酮体在体内堆积，血酮体随之升高，严重者可导致酮血症，甚至酮症酸中毒及昏迷。

因此，糖尿病患者绝对不可麻痹大意，轻视糖尿病的危害，而应以科学的态度看待这种疾病，积极配合治疗，以期有效控制病情。

糖尿病患者出门应注意哪些方面

糖尿病患者出门时必须注意以下几点：

（1）外出时一般都比较劳累，要注意忙中偷闲，劳逸结合，多多休息，保证睡眠充足。

（2）随身带好降糖药物，特别是 1 型糖尿病患者应带好胰岛素、胰岛素注射器、针头、酒精棉球及尿糖试纸或小型血糖测定仪，千万别忘了按时服药或打针以及注射用具的消毒。

（3）随身携带一些水果糖、饼干之类的食品，以备发生低血糖反应时急用。

（4）别忘了及时加餐，一般外出，特别是当进行游玩、爬山、长途旅行等活动量较大的活动时，主食量要相应加大些。

（5）最好随身携带一张疾病卡

片，以备在发生低血糖昏迷或其他紧急情况时急用，别人如果发现这张卡片，就可以一目了然，采取相应的简单处置，并送医院急救，抢救患者的生命。

糖尿病女性应如何面对“三期”

1 经 期

糖尿病女性行经前几天，血糖会有较大的波动，血糖增高，尿糖增多，此时患者的胰岛素用量需要增多。在增加胰岛素剂量的同时必须采取措施防止低血糖出现。多数糖尿病女性在行经前几天通过少吃多餐，不改变胰岛素的用量，血糖也可控制得较好。行经后病情稳定，胰岛素用量又要恢复行经前的剂量。

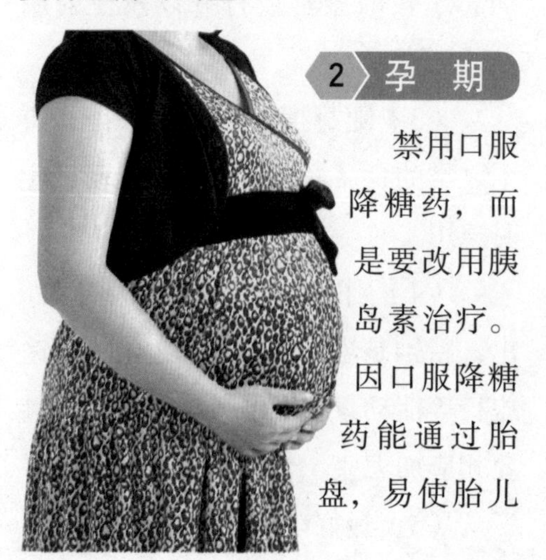

2 孕 期

禁用口服降糖药，而是要改用胰岛素治疗。因口服降糖药能通过胎盘，易使胎儿出现低血糖，而且还可能导致胎儿的发育异常。在妊娠头 3 个月（即孕早期），因胰岛素敏感性改变不很明显，胰岛素用量变化不是特别大，具体可根据餐后及空腹血糖水平调整胰岛素的剂量；孕中期，胰岛素敏感性逐渐降低，所以胰岛素用量应逐渐增加；到孕晚期，胰岛素用量比孕前期增加 2/3 左右。若在胰岛素使用过程中，出现饥饿、出汗、心悸等低血糖症状时，应略进食物加以均衡。对于在妊娠中晚期最好以少吃多餐的方法来避免和纠正加大胰岛素用量后带来的不良反应。

3 哺乳期

因分娩后，胎盘排出母体外，胰岛素拮抗激素的作用消失，胰岛素的敏感性增加。故胰岛素剂量需要减量，否则，产妇会出现低血糖。另外，需要注意哺乳期也不能使用口服降糖药，因为口服降糖药可以进入乳汁，容易导致小儿低血糖，对小儿健康成长产生消极影响。

天气与糖尿病的病情有何关系

首先需要说明的是，天气变化与

糖尿病的病情变化有关。这主要表现在许多糖尿病患者的病情往往容易在冬季加重，也容易出现各种并发症。这是什么原因造成的呢？

通过较长时期的细心观察，人们发现，糖尿病患者在天气突然变冷时，交感神经处于兴奋状态，引起肾上腺素分泌增多，它能够促进肠道对葡萄糖的吸收增多，促进肝糖原分解为葡萄糖，抑制肌肉组织对葡萄糖的摄取，抑制胰岛素的分泌，使本来就相对或绝对不足的血中胰岛素水平降得更低，从而使患者血糖升高，导致病情不易控制或加重。

除此之外，由于糖尿病患者缺乏胰岛素，肌肉摄取葡萄糖的能力下降，身体产热不足，患者不耐严寒，加上其免疫功能降低，在冬季遇气温下降时，常易患感冒，也可导致病情反复加重，若治疗不及时，则可诱发酮症酸中毒。寒冷还可引起血流减慢，血管收缩，这是发生糖尿病心脑血管并发症的重要诱因。寒冷也容易导致冻伤，而冻伤是发生糖尿病肢端坏疽等并发症的重要诱因。尽管在冬季，当气温变化不大时，患者也可以逐渐适应，使病情相对稳定些。那么糖尿病患者怎样才能做到在冬季保持病情的稳定呢？

首先是体育锻炼。

患者病情稳定时应注意血糖调节及体育锻炼，尽可能通过各种措施将平时血糖就稳定在理想水平，以增强机体抵抗力。患者可以从深秋开始坚持适当户外运动，舒筋活血，加强身体锻炼，增强机体的免疫力及抗寒能力。

其次是深居简出。

在寒流袭击，天气突然变冷时，应尽可能多待在家中；如必须外出，可通过适当增加饮食量使机体产热增多或多穿衣服来保暖，减少热能散失，从而避免寒冷对机体造成的影响，减少肾上腺素的分泌。

最后是随机应变。

要注意适当调整降糖药物，适当加量以增加机体胰岛素分泌及增强体内胰岛素敏感性及浓度，更好地稳定病情，对抗肾上腺素的过多分泌带来的影响。

做到了以上 3 点，相信糖尿病患者在冬季也能像正常人一样生活。另外，过分炎热的天气同样会使糖尿病患者的病情不稳定，这时也应注意补充足够的水分，监测血糖和注意电解质平衡。

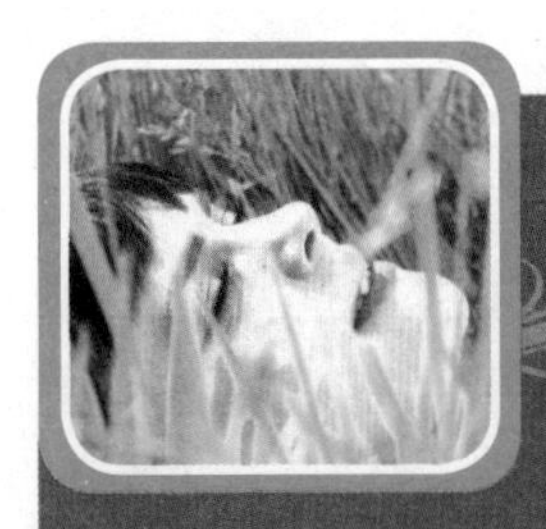

心理调节常识

糖尿病是一种慢性病，是严重威胁人类健康和影响人们生活质量的顽疾，通常它要伴随患者一生。患者要鼓起勇气，积极地面对疾病与病魔做斗争。本节将向你介绍心理调节这方面的知识。

不良情绪与糖尿病有何关系

科学研究发现，生活紧张，工作节奏快，整天把心弦绷得紧紧的人容易得糖尿病。科学研究还发现，不良情绪和精神因素是导致糖尿病发病的一个重要因素。不良情绪可以成为糖尿病的诱发因素。

大家都已知道，糖尿病的根源在于胰岛素的分泌不足或相对不足。胰岛素是胰岛细胞分泌的一种激素，它分泌的多少除了受有关内分泌和血糖等因素的影响之外，还直接受自主神经功能的影响。自主神经的最高中枢在大脑的边缘系统，包括大脑边缘叶、脑干、杏仁核、丘脑下部等。人的心情主要受大脑边缘系统的调节，大脑边缘系统同时调节内分泌和自主神经的功能，因而心理因素可通过大脑边缘系统和自主神经影响胰岛素的分泌。当人处于紧张、焦虑、惊吓或恐惧等应激状态时，就会使对抗胰岛素的甲状腺素、肾上腺素等激素的分泌增多，交感神经的兴奋将直接作用于胰岛细胞，抑制胰岛素的分泌；同时，交感神经还将作用于肾上腺髓质，促进肾上腺素的分泌，使胰岛素的分泌、释放受到间接的抑制，从而减少胰岛素分泌。如果这种不良心理因素长时期存在，则可能引起胰岛细胞的功能障碍，使胰岛素分泌不足的趋势日益明显，进而导致糖尿病。最近还发现，人体在紧张时大脑皮质可分泌一种叫脑激肽的物质，可促使血糖升高，它可能也是诱发 2 型糖尿病的因素之一。

当然，并非所有的人都会因不良情绪和精神因素而诱发糖尿病，上述情况主要限于中老年人，因该年龄段人群内分泌功能减退，胰岛细胞数量逐渐减少，功能也有所下降，因而不良心理（喜怒无常、斤斤计较、百无聊赖、心灰意冷等）最容易使中老年人患上糖尿病。但不是说一般的、偶尔的情绪不良就能导致糖尿病，只有强烈的刺激，反复持续地作用于机体，同时机体的胰岛细胞及使血糖升高的其他内分泌腺对上述刺激又特别敏感时，才可能诱发糖尿病。

因而，中老年作为糖尿病的易感人群，应当认识到不良情绪对健康的危害，把调整不良情绪作为预防糖尿病和其他疾病的一个重要手段；对糖尿病患者来说，在接受药物治疗、控制饮食以及适量运动的基础上，更应多一些淡泊明志，少一些锱铢必较。注意保持良好的心理状态和稳定的情绪，努力提高中枢神经系统的平衡能力，这对控制糖尿病的发展，预防并发症的发生和争取早日康复具有重要意义。医生在诊治糖尿病患者时，也要采取有针对性的病因治疗，把心理治疗和精神调理作为控制患者血糖升高的一个重要手段，而千万大意不得。

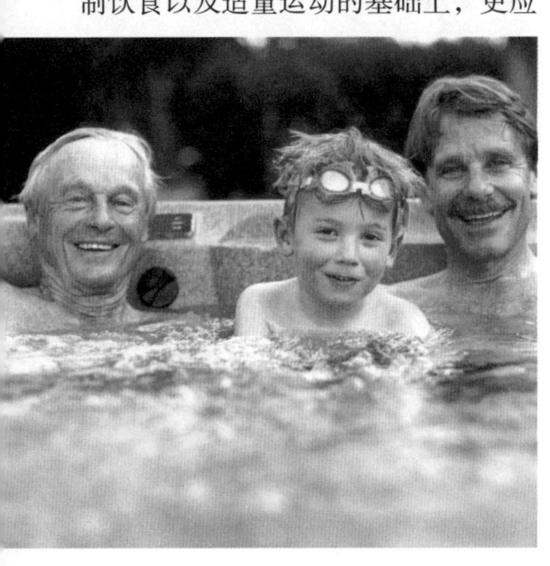

糖尿病心理障碍的原因

造成糖尿病患者心理障碍的原因主要有：

1 身体虚弱

祖国医学认为糖尿病的主要发病因素是患者身体虚弱，脏腑功能不足，再加上饮食不节，过度劳欲，精气损耗，阴虚火旺，上蒸肺、胃、肾而致。正如《黄帝内经》所记载：“脾脆则善病消瘅。”说明患者身体虚弱，五脏功能亏乏，必然会影响相应的情志和心理活动，进而导致患者在性格、思维、情感、语言、感知觉等心理活动方面出现明显的异常情况。

2 心理创伤

祖国医学认为引起疾病的因素虽然多种多样，但关键有三，所谓“千

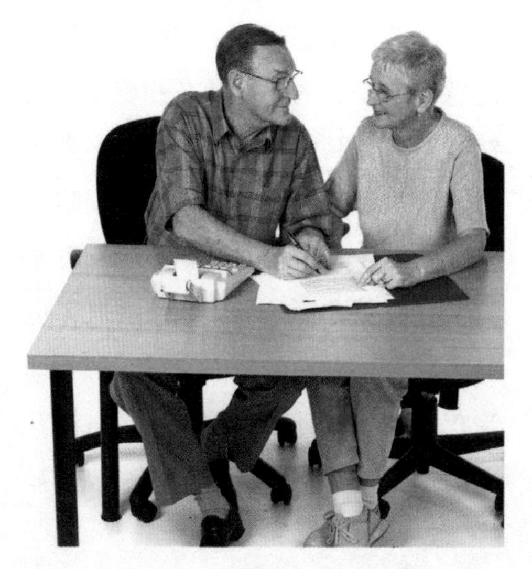

般灾难，不越三条”，即六淫、七情、饮食劳伤。糖尿病患者之所以容易出现心理异常，其关键的原因就在于受到了心理创伤。

糖尿病患者由于遗传因素以及免疫功能不足等因素，导致身体柔弱，脏腑功能不足，心理承受力和容纳量不足，对内外环境刺激的适应能力下降，一旦遇到环境的突然改变或突发的生活事件或愿望受挫等应激情况，个体不能很好地适应和排解，容易引起不正常的心理创伤和心理冲突，从而表现出不等程度的心理异常。

糖尿病心理障碍的临床特点

糖尿病患者心理障碍的临床特点有：

1 性格异常

糖尿病患者在得病后通常表现出两种心理性格上的变化。一种是积极正面的心理性格表现，这种糖尿病患者乐观爽快，性格开朗，患病后思想上既不麻痹大意，掉以轻心，也不过分紧张，焦虑不安，对疾病持有正确的态度，对治好疾病持有充分信心，情绪平稳安定。即使出现了并发症也能坦然处之，不消极、不悲伤，能积极配合医护人员进行治疗，因而病情容易好转，或趋于稳定，不再继续发展。相反，另一种则是消极负面的心理性格表现，这种糖尿病患者往往性格抑郁、急躁、孤僻内向，患病初期常常麻痹大意，对治疗缺乏足够的重视。一旦病情加重或出现多种并发症，则容易过度紧张，加之对该病缺乏正确深入的了解，因而情绪多不稳定，烦躁易怒，焦虑不安，忧郁悲伤，对疾病的治疗失去信心，常常不能配合医护人员进行治疗，病情不但不易控制，反而容易进一步加重。通常情况下，糖尿病患者常见的心理性格异常有以下几种类型：

（1）忧思型　这种患者平时多愁善感，谨小慎微，经不起不良精神刺激的影响。若治疗效果良好或病情出现好转就高兴万分，每当病情反复或病情加重，就忧虑重重，不能排解。其临床特征为：忧愁思虑、愁容满面、胸闷气短、经常叹息、失眠多梦、茶饭不思。

（2）气郁型　这种患者胆小多疑，又偏内向，遇事不愿与别人诉说，郁闷的情绪往往得不到排解。其临床特征为：烦躁不安、嗳气不舒、胸膈满闷、两胁胀痛、痛无定处、茶饭不思、对治好病信心不足、对医护人员的治疗也不能很好地配合，因而病情往往难以得到有效控制。

（3）悲观型　这种患者性格内向，性情孤僻，消沉悲观，一旦病情恶化或出现并发症，就容易伤心，对治疗疾病缺乏信心，不愿与医护人员合作，甚至有时候还会产生轻生的念头，从而导致病情进一步恶化。临床常见特征是：胸中烦闷、心悸失眠、易惊多梦、食欲减退、悲伤易哭、双目呆滞无神，甚至不食不睡。

（4）易怒型　这种患者性情急躁，自制力差，容易激动，遇事不冷静，稍有不顺心或不如意则烦躁发怒。治疗时也缺乏足够的耐心，常常不能配合医护人员治疗。其临床特征是：急躁易怒、失眠多梦、咽干口苦、头晕头胀、胸闷胁痛、生气后病情会出现明显加重。

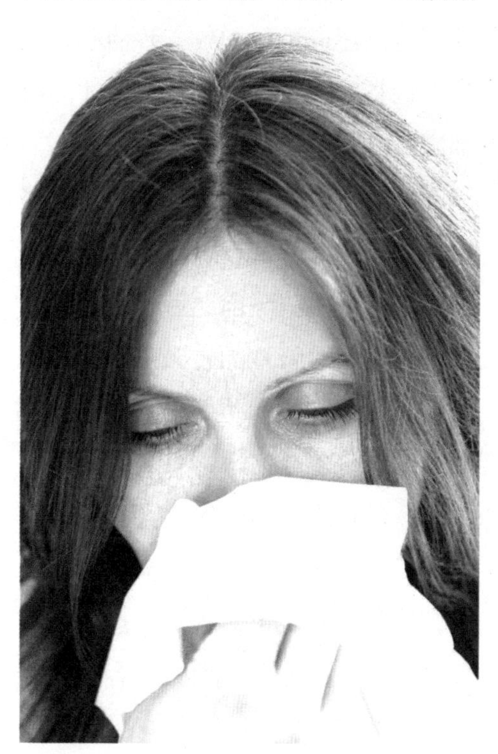

2 情绪异常

（1）紧张恐惧　指有些患者在得了糖尿病之后，十分紧张恐惧，把这种慢性疾病理解成不可能治愈的绝症。特别是当听说有的患者死于酮症酸中毒，或因并发下肢坏疽而截肢，或因并发眼底出血而失明时，就更加紧张恐惧，惶惶不可终日，因而思想沉闷，精神抑郁，茶饭不思，睡眠不实。噩梦纷纭，身体也日渐消瘦，终日处在紧张恐惧的心理状态下，这样不利于疾病的治疗，反而会导致病情加重。

（2）急躁易怒　有的糖尿病患

者，患病后烦躁不安，易动肝火，动辄发怒，对周围环境感到烦躁。常会因生活中一点小事而发火，遇有不顺心或工作学习稍不如意就意志消沉，缺乏自制力和耐心。这种患者在临床上常常不能遵照医嘱而系统地进行治疗。一旦病情反复，不是责怪医者无能，就是埋怨家属照顾不周，所以病情总是不断地发生变化，常因这种烦躁的心境而加重。

（3）心烦不安　有些糖尿病患者对自己所患的这种慢性疾病缺乏准确深入的认识，对其治疗也缺乏耐心，绞尽脑汁想要找到一位名医，通过几帖奇方妙药，短时间内就能恢复健康。如果短时间内治疗效果不理想，或病情有反复，或出现并发症，就夜不能寐，烦躁不安，甚至焦虑烦乱，更加不利于疾病治疗。

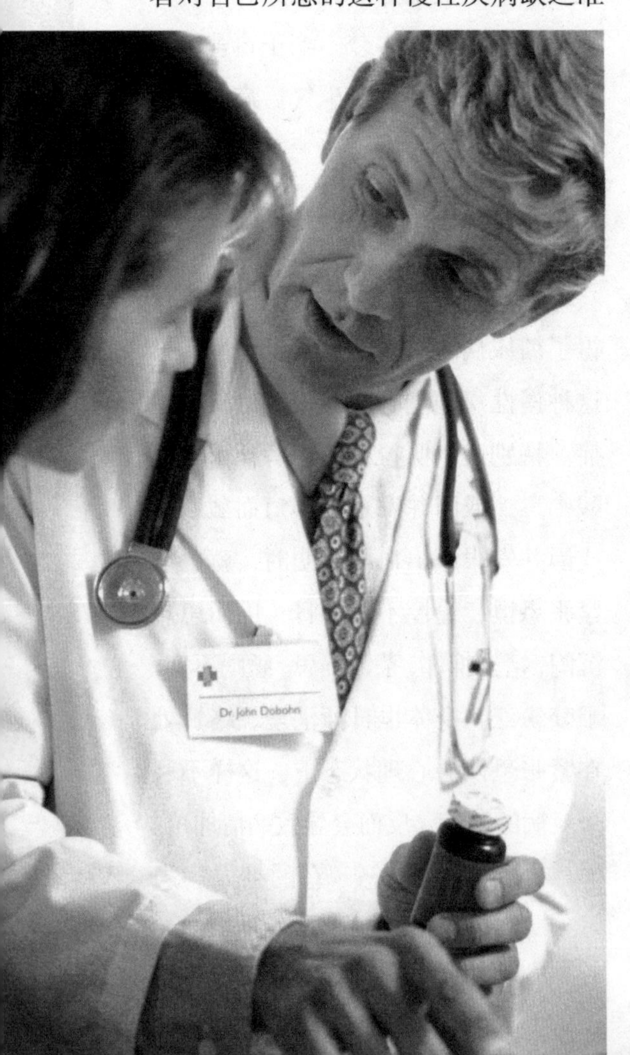

（4）悲伤易泣　有的糖尿病患者在患病后，特别是当出现多种并发症时（如眼底病变、糖尿病肾病、尿毒症等），对恢复健康容易丧失信心，终日垂头丧气，愁眉苦脸，暗自饮泣，甚至沮丧、绝望，常常会产生厌世念头，认为生不如死，甚至会走上绝路。对这种患者应特别注意，在药物治疗的同时，还应进行细致有效的心理治疗以调整其异常的心理状态，才能收到满意的疗效。

（5）忧思过度　常常见到一些糖尿病患者背负着很沉重的思想负担，思虑重重，瞻前顾后，不是积极想办法如何更好地配合医生治疗，而是整日考虑如果治不好怎么办，出现并发症应该怎么治疗，对以后的学习、工作、前途以及整个家族会有什么影响，等等。这些想法，都会使患者陷入苦恼和烦扰之中，这种心理状态不仅不利于疾病痊愈，而且还容易导致病情不断加重。

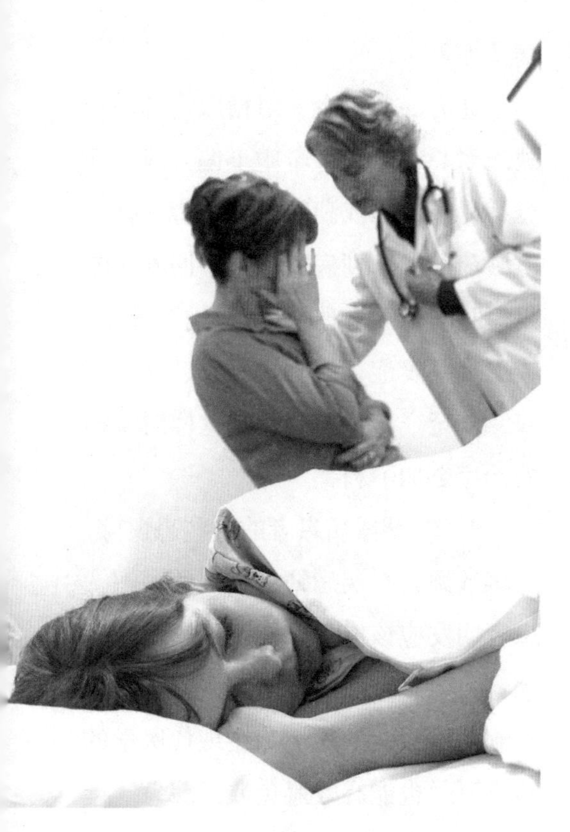

糖尿病患者怎样走出消极误区

1 掌握相关知识

糖尿病知识缺乏或治疗不当，常常会引起糖尿病患者灰心、愤怒和绝望，尿糖检测及偶尔的血糖检测都不能为治疗糖尿病提供足够的信息。目前有了自我血糖监测的手段，并能在医生的指导下更好地控制糖尿病。所谓久病成良医，糖尿病患者经过一段时间的经验摸索后，自己能积累不少防治糖尿病病情发展的方法。这能在很大程度上消除患者过去曾感受到的打击和怨气。另外，这也将使患者在糖尿病治疗过程中能够更好地与医生密切配合。

2 加入康复俱乐部

为了更多地了解糖尿病知识，并打消因患糖尿病而产生的孤独感，最好的方法是与同样患糖尿病的患者交谈。现在有很多地区成立了糖尿病患者俱乐部。在这些团体组织中，众多的糖尿病患者在探讨学习患病后如何调理生活的问题，大家在一起互相学习，采取新的更有益于健康的生活方式，并且会做得既容易又有趣。如此改变生活和学习方式，对每个患者都有益，并为新的友谊奠定了基础。在这些团体中，许多糖尿病患者聚集在一起，比较他们各自的自我康复记录，并交流他们各自成功和失败的经验。

3 向病友取经

糖尿病患者应多阅读为糖尿病患者出版的书、小册子和杂志，阅读得越多，交谈的人越多，对于通过自我血糖检测进行自我处理了解得越多，自己就会更有信心对付面临的诸种问题。通过各种形式的取经、交流，患者不仅对糖尿病的愤怒和沮丧情绪消失了，而且会为自我康复的出色效果而自豪。每个患者都有机会把自己有成效的康复经验介绍给别的患者。同时，因为糖尿病患者有了关于身体代谢、食物营养以及对体育锻炼和应激反应等方面的大量知识，还可现学现用，将这些知识传授给周围的人群。一旦认识到这一点，并善于运用自己已掌握的经验和知识，糖尿病患者就不仅对自己的治疗感到满意，而且也会为充实的生活本身感到满意。

糖尿病患者怎样走出恐惧误区

糖尿病患者有很多是在糖尿病普查或健康体检中发现血糖升高，意外得知自己患有糖尿病的。

由于相当缺乏对该病的认识，所以有许多人得了糖尿病后，认为自己患上了不治之症，惶惶不可终日，特别是了解到糖尿病危重急症的危害，如视网膜病变会导致失明、糖尿病坏疽要截肢，以及容易引发心肌梗死、脑梗死等，从而谈“糖”变色，甚至一听见“糖”字就浑身不舒服，以致精神抑郁，噩梦连连。其实，这种恐惧心理有百害而无一利，最终只能使病情加重。

还有一些患者，对糖尿病的治疗缺乏耐心，总是寄希望于偏方或有几分神秘色彩的江湖郎中，盼望几帖奇方妙药即能药到病除、妙手回春。若是短时间药效不理想，或病情有反复，或出现并发症，就心烦不安、夜不能寐，甚至产生绝望心理，这样对疾病的治疗更加不利。

其实，糖尿病患者的这些恐惧感，大多数源自对疾病缺乏必要的了解。患者朋友应该树立这样一种科学的观念：只要多方面综合治疗，完全可以控制住糖尿病的病情。在现代医学的治疗下，也能有效避免或延缓急、慢

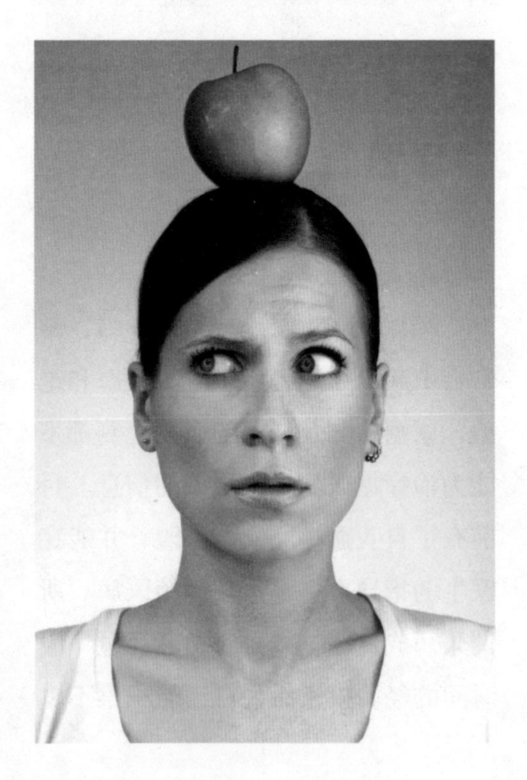

性并发症的发生，当然也就能避免截肢、失明、脑梗死及心肌梗死的后果。同时，精神因素也会加重糖尿病病情，只有解除精神恐惧，再配合药物等疗法，才能使患者获得最大程度的身心康复，获得和普通人一样的生活。

同时，对糖尿病莫名的恐惧一般是自我暗示的结果，在必要的情况下，患者可采取心理咨询，从思想上解除精神枷锁和心理上的干扰，这样才能保持乐观的心态。如果再加强体育锻炼，增强体质，随着时间的推移和身体的健壮，就会从恐病症的阴影中解脱出来。也只有这样，糖尿病患者才能树立与病魔作长期斗争的决心。

糖尿病患者怎样保持情绪稳定

作为一种慢性病，糖尿病由于其终身迁延性和疾病本身所带给患者的不方便和影响，往往会对患者造成很大的精神压力。医务工作者通过观察发现，糖尿病患者按照情绪状况可分为三种类型。第一种属正常组，患者情绪稳定，思想开朗；第二种属亚神经症组，患者情绪不太稳定，思想顾虑较多；第三种属神经症组，患者情绪极不稳定，脾气暴躁，过度焦虑。

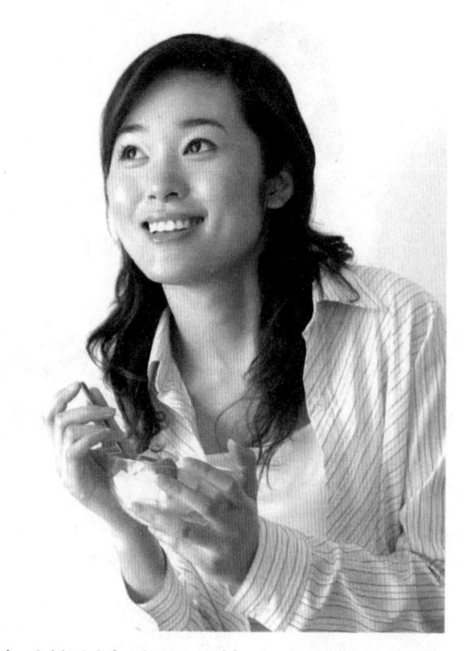

随后的研究发现，第一组患者病情最轻，很少有眼底病变者，即使出现病变也比较轻，且进展缓慢；第三组患者病情较重，大多并发眼底病变；第二组患者的情况则介于第一组和第三组之间。

众所周知，人的身心是相互影响、关系密切的统一体，健康的情绪能加速消除疲劳，而消极的情绪则只能让人身心疲惫。现代医学研究证实，心理因素影响糖尿病的物质基础是肾上腺素。脾气暴躁、过度焦虑的患者，其血液中往往含有的肾上腺素，从而引起血糖升高，同时造成血小板功能亢进，导致小血管栓塞，最终引发各种并发症。此外，情绪波动能够引起交感神经兴奋，促使肝脏中的糖原释

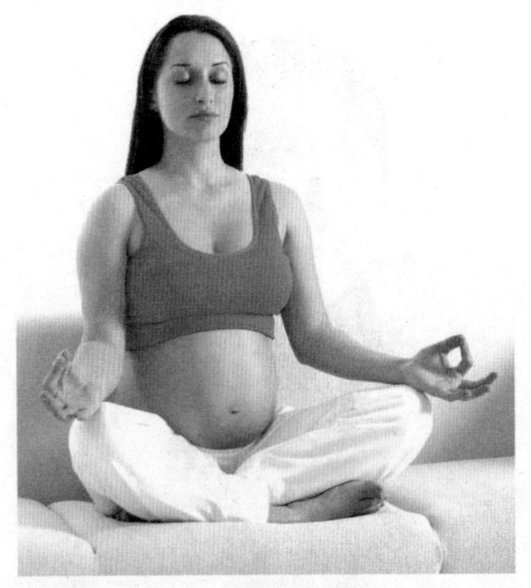

放并进入血液，升降高血糖水平，加重糖尿病患者病情或降低治疗效果。

因此，糖尿病患者必须学会控制情绪，注意保持情绪稳定，拥有一个积极健康的心态。在使用药物治疗的同时，心理治疗绝对忽视不得。

国内外无数文献证实，身心放松法可降低紧张和焦虑意识，使人保持良好的情绪，同时提高脑力劳动效率，增强抗疲劳能力。糖尿病患者要放松身心，可参考下述步骤：

（1）选择一个空气清新、安静舒适的地方。

（2）选择一种自我感觉较舒适的姿势，站、坐、躺均可。

（3）先活动一下身上的一些大的关节与肌肉，动作不需要规范或讲究套路，只要求速度均匀、缓慢，直至关节放开，肌肉放松。

（4）暂时有意识地摒弃包括学习和工作在内的所有杂念。

（5）集中注意力，把意念归于某一对象或有意识地注意放松到整个身体，从而达到一种清静的精神状态。

（6）保持呼吸自然流畅，尽可能不用意识支配呼吸，努力达到物我两忘的境界。此刻可以随心所欲地幻想一些美好的事物，以调节身心平衡、战胜工作疲劳。当然，要保持情绪稳定，并非一蹴而就的事，需经过修养锻炼，而且要在实践中不断地自我完善，这样才能对控制高血糖有利。

糖尿病患者怎样调整心态失衡

胰岛素的分泌不足或相对不足是糖尿病的基本病理。研究证明，胰岛素是胰岛 β 细胞分泌的一种激素，它分泌的多少除了受相关内分泌激素和血糖等的调节之外，还直接受人体自主神经功能的影响。由于内分泌和自主神经功能受大脑边缘系统的调节，而大脑边缘系统又受个体心态和情绪的直接影响，因此心理因素可以影响胰岛素的分泌。

如果心态失衡，自主神经功能会发生紊乱，内分泌失调，交感神经高度紧张和兴奋。机体为调节各种刺激，在大脑的调控下，肾上腺分泌更多的肾上腺素，儿茶酚胺等激素释放入血液中，以满足大脑的调度兴奋和肌肉的能量需要。此外，这些激素还可间接地抑制胰岛素的分泌、释放，以提高血中葡萄糖的含量来满足机体应付非常状态的需要。如果长时期存在这种不良心理因素，很容易引起胰岛 β 细胞出现功能障碍，从而使胰岛素分泌不足成为一种定势，进而导致糖尿病。

当然，正常人并不会因不良心态和精神因素而诱发糖尿病，不良心态因素对胰岛素分泌的影响主要限于内分泌功能减退的中老年人，他们体内胰岛 β 细胞数量逐渐减少，功能下降，因而容易发生糖尿病。

当然，也不是说一般的心态失衡就能导致糖尿病，那样未免也太可怕了。只有强烈的刺激反复、持久作用于机体，同时机体的胰岛细胞与导致血糖升高的其他内分泌腺对上述刺激特别敏感时，才可能诱发糖尿病。

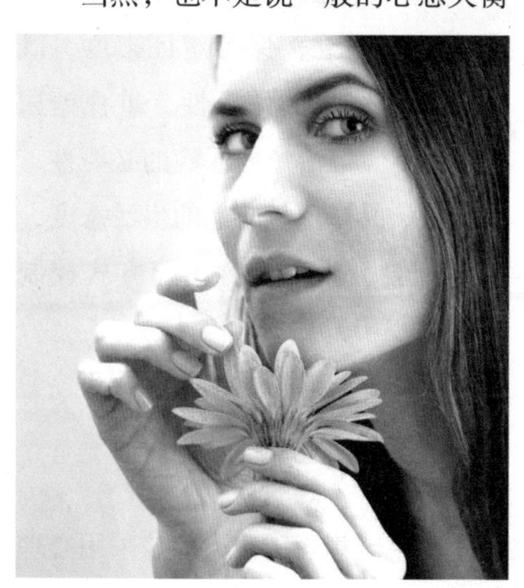

因此，糖尿病患者在接受药物治疗、饮食治疗以及运动治疗的基础上，应该尽量保持良好的心态，待人接物应该胸怀豁达，宽容为上，从生活中的一点一滴开始，积极控制病情发展或恶化。

糖尿病患者应树立怎样的疾病观

我们知道，如果体内所产生的胰岛素不足而引起血中葡萄糖浓度过高，就会发生糖尿病。它是一种容易引起并发症的慢性病，如果不及时控制病情，血糖一直降不下来，就会损害体内器官。常见的糖尿病并发症包括因视网膜病变引起的失明、肾脏衰竭、高血压、心脏病和心脏病暴发、中风、传染病、手脚坏疽等。有的患者因此对糖尿病畏如蛇蝎，完全丧失抵抗的信心。其实，这种畏惧是大可不必的。

那么，糖尿病患者应该树怎样的疾病观呢？

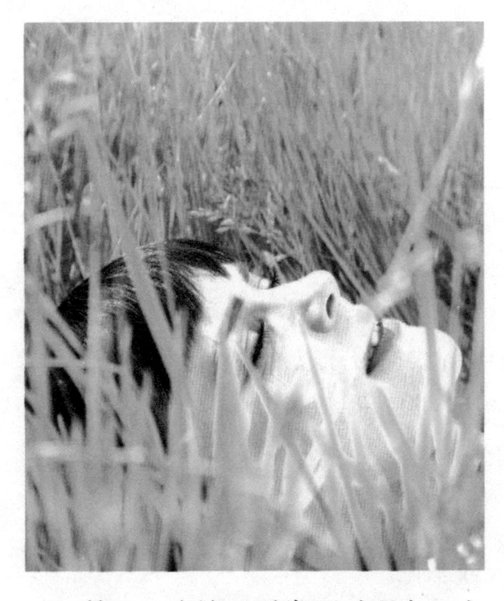

第一，应该以平常面对现实。人没有不生病，生老病死乃是人类铁律。既然已确诊为糖尿病，就应积极地去了解自己的病情，全面、正确地认识它。一方面，不能简单地认为得糖尿病就如同感冒发热一样，经过一段时间治疗就会痊愈，因而抱过分乐观的态度；另一方面，更不能过于悲观消沉，认为糖尿病无法根治而破罐子破摔，整日紧张、忧郁、烦躁。应该知道，糖尿病是由诸多因素诱发而生的，以糖、蛋白质、脂肪代谢紊乱为特征的全身性慢性代谢性疾病，也就是中医所谓的“消渴病”。它需要定期监测、终身治疗。各种非正规、间断性的治疗都是无益的，不积极治疗更是极易发生双目失明、截肢、脑卒中乃至危及生命；而只要严格遵照医嘱进行正规治疗，病情完全可以得到良好的控制，糖尿病患者也可以和正常的人一样生活并且长寿。

第二，应该采用综合的治疗手段和方式，从饮食、运动、药物、心理等方面全盘调整，以达最佳疗效。对于那种因定期监测太麻烦而没有特别不适就不去医院复查的观点和做法，切不可轻易效仿，因为有些并发症只有通过全面系统的检查才能发现。经常定期检测有关指标，能够扼杀病情于摇篮，防止或延缓并发症的发生、发展。医学专家认为，尽早发现及尽快治疗是控制高血糖的有效方法之一。因此，中老年人每年不妨去检验一下血糖。同时，那些有糖尿病家族史者更应定期进行血糖监测，以防出现隐患。

总而言之，糖尿病患者应树立正确的疾病观，保持辨证态度，既要了解糖尿病的危害性，重视糖尿病，又要懂得治疗糖尿病的必要性、可行性，保持乐观向上的生活态度，积极配合，采取各种治疗方式控制血糖进一步升高。

心理疗法要点

医生或患者的家人应该采用心理

健康知识

啤酒肚可能引发糖尿病

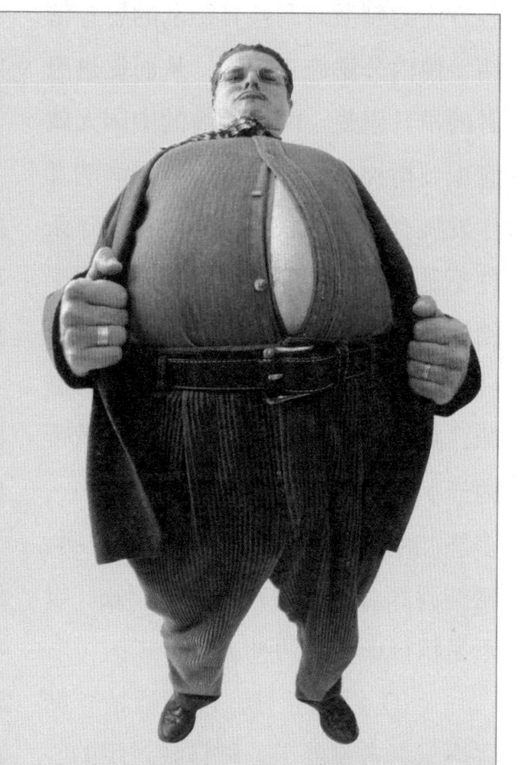

糖尿病是由遗传因素、免疫功能紊乱、微生物感染及其毒素、自由基毒素、精神因素等各种致病因子作用于机体导致胰岛功能减退、胰岛素抵抗等而引发的糖、蛋白质、脂肪、水和电解质等一系列代谢紊乱综合征。

现在人们的生活水平提高了，饮食也是多样化，现在的人们不再讲究什么吃饱而是研究如何吃好，与此同时不容忽视的一点就是由于饮食不当引起人们生病的案例不在少数，特别是喜欢喝酒的人更是容易造成疾病缠身的情况，因此专家温馨提示：有大大的啤酒肚的人一定要警惕糖尿病的发生。

糖尿病好发人群有很多不同的影响因素，除了有糖尿病家族史的人之外，肥胖人群是公认的高发人群。

普通人的腹部脂肪中含有非常丰富的肾上腺素能受体，它的作用就是升糖。而这种受体会因为肥胖而大量增加，使升糖激素和降糖激素（胰岛素）之间的动态平衡最终被打破，这类人往往就具备了血糖增高的基础条件。与此同时，腹部脂肪形成的游离脂肪酸进入肝脏后，很容易形成脂肪肝，对肝糖原的合成、分解、释放带来负面影响。

糖尿病专家提醒：如果过度肥胖的话，“啤酒肚”还会造成腹部压力过大，脏器组织的血液循环也会受到影响，胰腺代谢出现异常，导致降糖功能降低，给糖尿病的生成带来了更大的危险。

希望大家要养成良好的饮食习惯，不过量酗酒和暴饮暴食，否则就可能引起疾病的发生，希望以上信息对于预防糖尿病的发生有所帮助。

预防糖尿病是非常重要的，最好的方法就是要养成良好的生活习惯，参加一些力所能及的健身运动，这是很好地预防糖尿病的方法。

学的理论和方法，让患者能够在受到各方面的刺激时调整其纷乱的思想情绪，使内分泌趋于正常，从而促进患者的早日康复。两千年前的中国人就意识到精神、心理因素与糖尿病的发生发展有密切的联系，而且在医疗条件不是很好的情况下把精神调养用于糖尿病的治疗。如《古今医统》记载:“凡初觉燥渴，便当清心寡欲，薄滋味，减思虑，则治可廖。”而《黄帝内经》记载“长冲直扬……心刚……多怒”的人容易患糖尿病。由此说明，精神调养对糖尿病有一定的疗效。以下是精神调养的两种主要形式:

（1）以意养性，以情通情。糖尿病患者常易处于一种自我封闭的心理状态中，有什么想法或疑虑不肯经常向人诉说，这就要求家属注意引导患者适时发泄，让其尽情地诉说，使患者从郁闷烦躁的情绪中解脱出来，这对患者的早日康复大有好处。在中医理论中，人有七情，喜、怒、忧、思、悲、恐、惊，而这七情又遵循五行相生相克制化的规律，如喜胜忧，恐胜喜，悲胜恐，思胜恐，怒胜思。当某一情志过盛导致相应的内脏系统出现病变时，可以人为地适当引导出患者内心可以战胜这一疾病的情志，使之相互作用，从而达到预防和治疗疾病的目的。另外还可以通过培养患者的兴趣或爱好，转移他对某些事情或自身疾病的注意力，或者使患者处于安静的环境中，引导其在想象中进入优美的意境，和亲人在一起感受温馨，没有喧闹，没有压力，全身心地享受阳光、微风，沉醉在优美的大自然之中，舒畅轻松，呼吸均匀自如，心跳平稳……这样也能达到防治疾病的目的，但是注意这需要医生或家人的耐心疏导和配合。

（2）以理通情，实事求是。糖尿病患者经常考虑自己的病情，因而心理负担较重，情绪低落，常常存在恐惧、紧张、焦虑等负面情绪。此时，应该根据患者的实际病情，适当地告诉他一些糖尿病和肾病方面的基本知识，从而改变其错误的看法，引导他自己分析自己的病情及其可能的发展，打消不该有的疑虑，建立合理的治疗意识。另外，在为人处事方面，患者家属应使其懂得更多的辩证观念，逐渐消除其思想上的症结，这样有利于患者自己树立战胜疾病的信心，进而达到心理平衡，消除不良情绪带来的影响。

总而言之，糖尿病患者除了要有信心，还要注意饮食与药物的治疗，这样才能更好地控制疾病，战胜病魔。

糖尿病可并发多种病症，极易引发心肌梗死、脑卒中等威胁人体生命健康的疾患。因而，掌握一些护理和急救常识，防患于未然就显得极为重要。

护理与急救常识

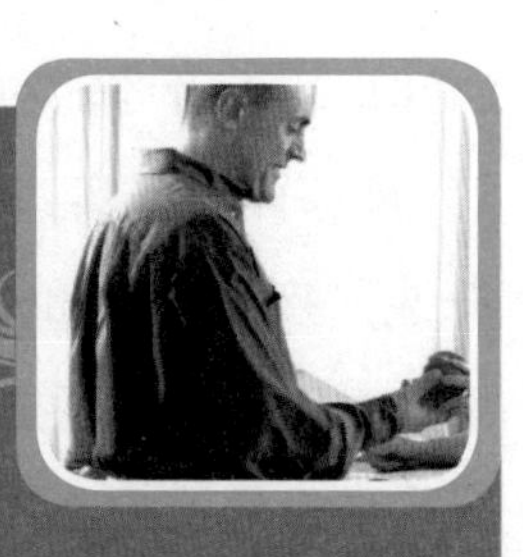

为什么说患者要多掌握糖尿病知识

目前，由于对糖尿病的无知付出的代价实在是太大了。临床资料表明，多数糖尿病患者在得到明确诊断之前，实际上已在不知不觉中患糖尿病 5 ~ 10 年之久。许多患者已经有了相当的糖尿病慢性并发症，甚至已接近肾衰、失明或截肢的地步。有的人对糖尿病的危害一无所知，觉得“能睡能吃，不痒不痛”“没什么大碍”，结果贻误了治疗；有的人不知道糖尿病应怎样检查，怎样处理，或者有病乱投医，随便听任一些江湖郎中甚至“假医”大放厥词，使病情一直得不到有效的控制而任其发展。所以，大力宣传糖尿病防治知识，使之做到尽人皆知，懂得糖尿病应该如何预防、如何检查、如何治疗是极为重要的。现在进行一些相关的防治知识普及教育，就会使糖尿病的发病率、致残率及致死率明显下降，使个人、家庭、单位以至国家免受很大的损失。目前，糖尿病的教育工作不是做得太多，而是做得太少。

我们知道，糖尿病是一种累及全身、需要终身治疗的疾病，平时的治疗状况如何，将直接影响最终的治疗效果。国内外大量实践证明，懂不懂糖尿病知识，其治疗效果及预后的差别是非常大的。因为只有懂得糖尿

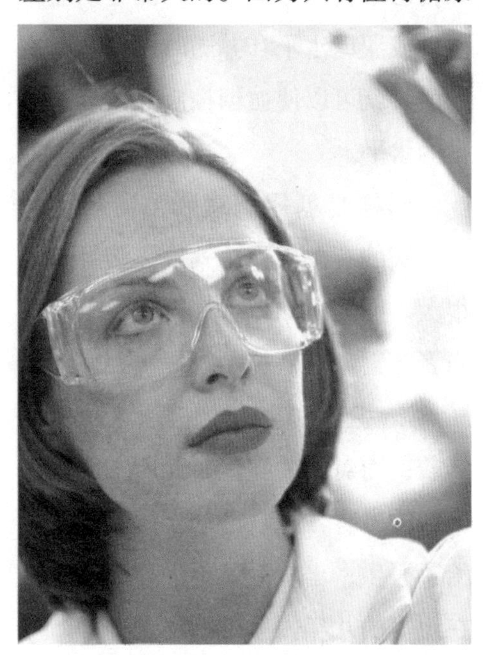

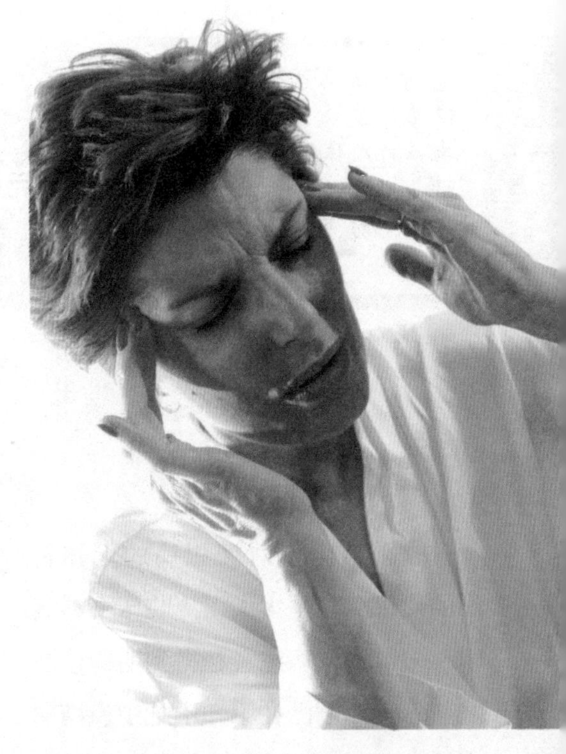

病知识的患者才能对疾病有正确的了解，能够面对现实，既不被所谓的“终身性”疾病所吓倒，也不会放任自流，对疾病听之任之，任其发展。糖尿病平时的治疗和控制是“三分靠医生，七分靠患者”，能够依靠自己学到的糖尿病知识，指导自己的饮食起居，随时做好自我监测（如定期测定血糖、尿糖、血脂及糖化血红蛋白等项目），为医生调整药物治疗提供可靠的依据，才能更好地控制自己的病情。部分肥胖的2型糖尿病患者，可以自觉地通过饮食控制及适当锻炼，减少体重，有利于减少降糖药剂量，甚至可以不服药就把血糖控制在理想水平。对于注射胰岛素治疗的患者，如自己学会糖尿病知识，能定期监测血糖或尿糖水平，并随时调整胰岛素用量，就可以使血糖控制在接近于正常的水平。

同样是糖尿病患者，懂与不懂糖尿病的有关知识，其最终结果差别很大。糖尿病知识掌握得相对丰富的患者，因为血糖控制得好，在发病后30年，甚至50年仍像健康人一样生活着；而对相关知识一无所知或一知半解的患者，把自己的疾病完全托付给了医生，出院后就不治疗的患者，在短短的几年内就可能出现种种严重的并发症，有的甚至会威胁生命。出现这种差别的一个非常重要的原因就是平时的疾病控制情况不同，懂得糖尿病知识的患者病情控制良好，而不懂者病情就完全没有控制，从而造成了这种巨大的差别。

怎样护理糖尿病患者

由于是终身性疾病，糖尿病患者住院治疗的时间是有限的，绝大部分时间要像健康人一样参加工作、融入社会交往和家庭生活，所以患者的自我护理和家庭护理就显得格外重要。

有的糖尿病患者之所以反复住院

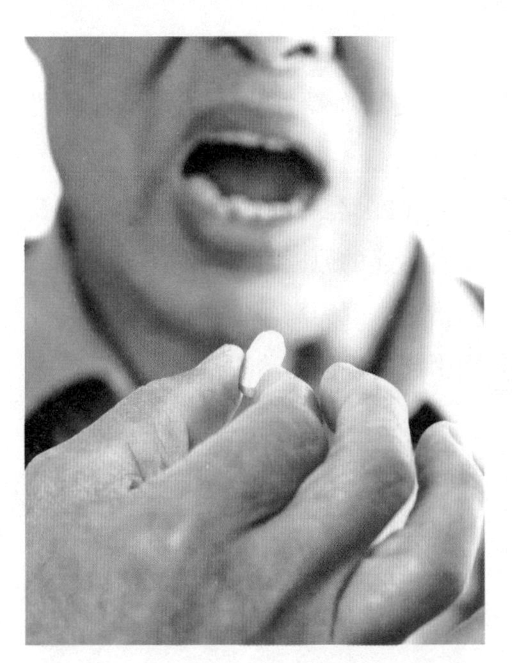

治疗就是自我护理及自我管理做得不够到位，不仅给个人带来痛苦，还会给家庭增加负担，所以患者要清楚认识到科学的自我护理是良好治疗的基础。糖尿病患者及其家属一定要掌握有关的糖尿病常识，要学会化验尿糖，搞好自我监测，掌握饮食疗法，了解降糖药的注意事项，学会胰岛素注射技术及胰岛素的调整，掌握低血糖的防治方法，从而在医生指导下长期坚持自行治疗与护理。家属要督促患者保持规律的生活，督促帮助患者严格执行饮食治疗，并积极参加力所能及的体力活动，要协助患者坚持血尿糖的监测，注意观察用药情况，及时调整用药，要尽量使患者避免精神紧张及精神刺激，搞好个人卫生，保持皮肤清洁，预防感染。只要患者及其家属坚持良好的护理，就能较好地控制糖尿病。

患者家属须在哪些方面加以注意

（1）糖尿病患者的家属要尽可能多地了解相关的知识，多给患者一些温暖、帮助和鼓励。

（2）学会对低血糖反应的识别和处理，经常提醒患者及时就餐或加餐。

（3）学会验尿糖、酮体的方法，如果条件允许，最好购买一台血糖测定仪，学会其使用方法及注射胰岛素的技术。

（4）督促患者按时服药或打针，尤其是要提醒或监督那些尚缺乏自制

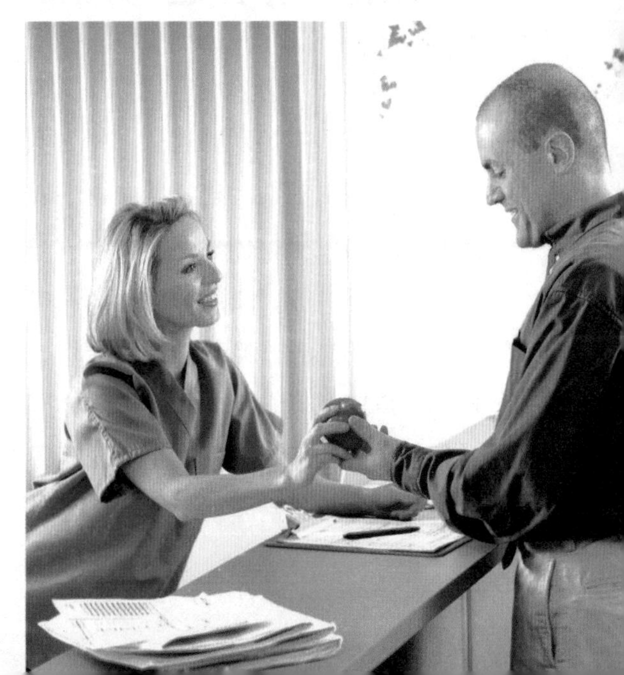

力的年轻1型糖尿病患者，按时注射胰岛素。

（5）对患者关心和爱护要适当。否则患者就可能担上沉重的心理负担，对病情的控制非常不利。

（6）要多鼓励患者树立战胜疾病的勇气，不要将其看成是自己的负担。

（7）正确对待饮食，处理好饮食与胰岛素的关系，不仅在饮食量上控制得恰到好处，而且在进食时间上也要遵守严格的时间规律；此外，还要督促患者戒烟、戒酒。

（8）发现病情变化，及时送患者去医院。当患者突然出现恶心、呕吐、食欲不振时，要想到是酮症酸中毒的可能，应及时送医院急诊。

发生糖尿病昏迷时应如何抢救

糖尿病患者出现昏迷，可分为低血糖性和高血糖性昏迷，低血糖性昏迷常见肌力弛缓，体温下降而呼吸平稳、无特殊气味，皮肤潮湿；而高血糖性昏迷的患者，则见呼吸深而快、口渴、皮肤及口唇干燥，呼出气体有类似苹果的甜味。现将发生糖尿病昏迷时的具体抢救措施列举如下：

（1）最好先辨别昏迷的性质，判断是高血糖性昏迷还是低血糖性昏迷。

（2）当一时很难判断出糖尿病患者昏迷的原因时，暂时不要采取任何措施，因为高血糖与低血糖两种原因引起的昏迷的治法是完全相反的。

（3）若患者意识已经丧失，应将患者放平，解开衣领，以此保证呼吸道通畅。

（4）如果患者意识尚清醒，并能吞咽的话，那么对于低血糖性昏迷最有效的办法是让患者吃糖块、甜糕点之类的食物或喝甜水，而对高血糖性昏迷的有效方法是让患者喝点加盐的茶水或低盐番茄汁等。

（5）如果患者不能迅速恢复知觉或仍不省人事，则必须立即将其送医院抢救。

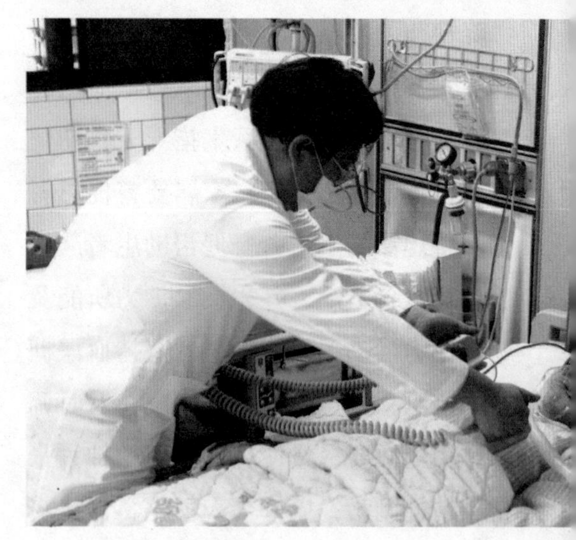

Part 2 中篇　糖尿病与饮食健康

引发糖尿病的原因有很多，但主要是与人们的日常饮食习惯有关。所以，糖尿病患者在生活中注意饮食或吃一些有利于调节血糖的食物，不但有利于糖尿病的治疗，还能预防糖尿病并发症的发生。

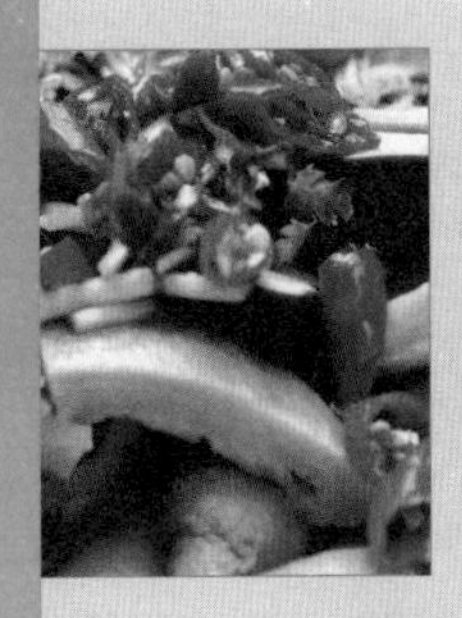

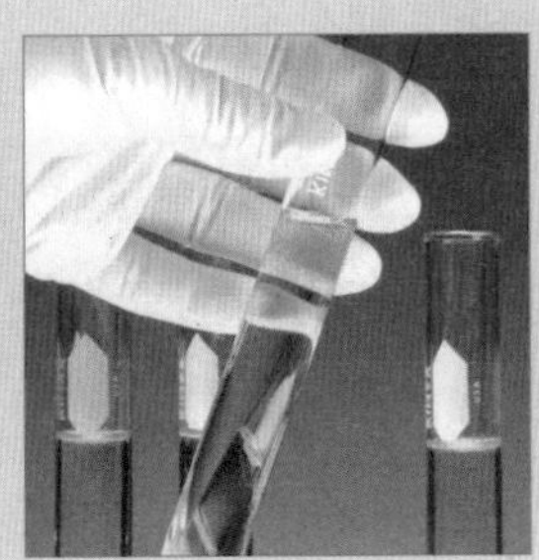

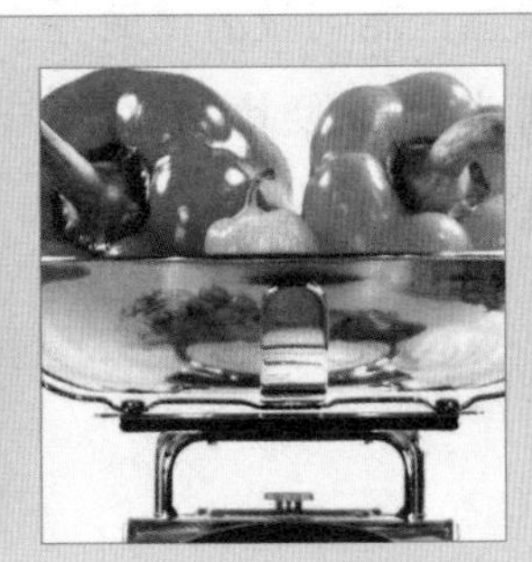

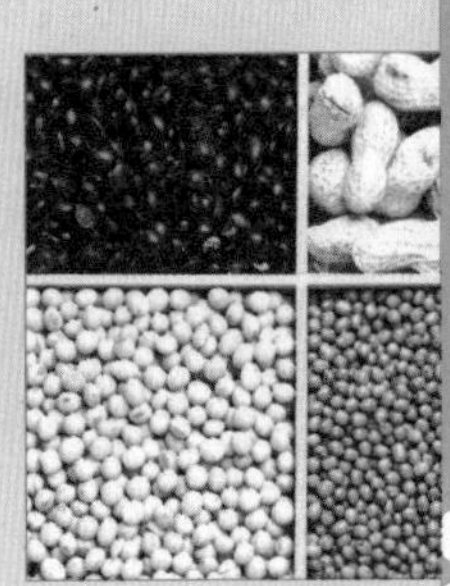

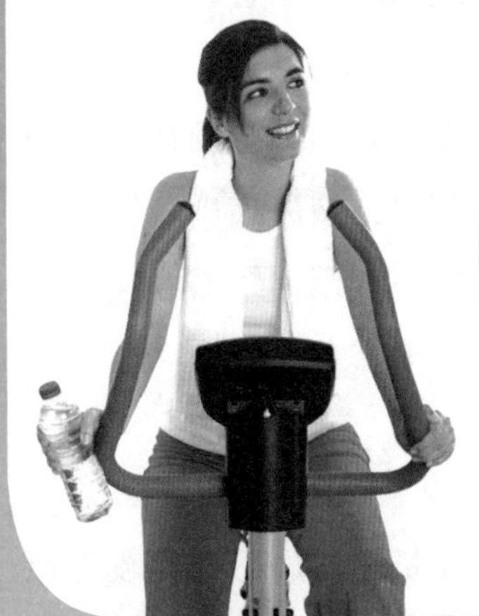

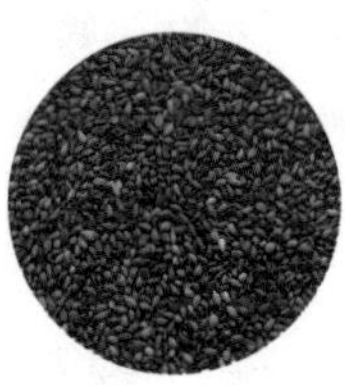

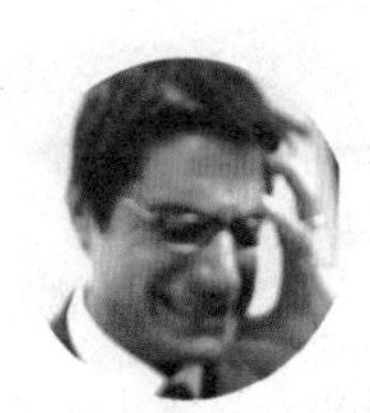

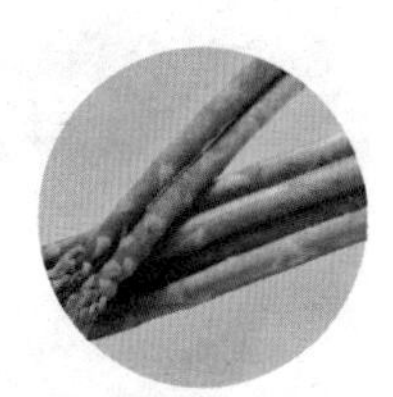

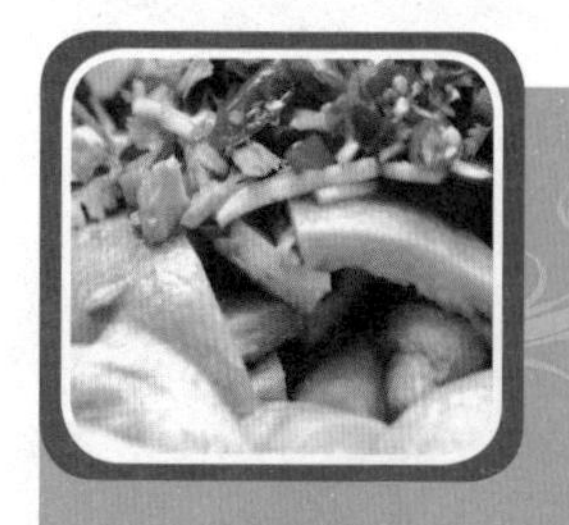

饮食宜忌

对糖尿病患者来说，吃饭不单单为饱腹，也是一个以五谷养生的过程。所以合理正常的饮食习惯最为重要。

糖尿病患者的饮食原则

1 掌握相关知识

高纤维素食物可以降低餐后血糖，改善葡萄糖耐量，减少胰岛素的用量以及降低血脂的作用；能减缓糖尿病患者的饥饿感；能刺激消化液分泌及促进肠道蠕动，预防便秘的发生。膳食纤维是降低2型糖尿病高危险因素的重要方法，所以，每天应多食用一些膳食纤维丰富的食物。

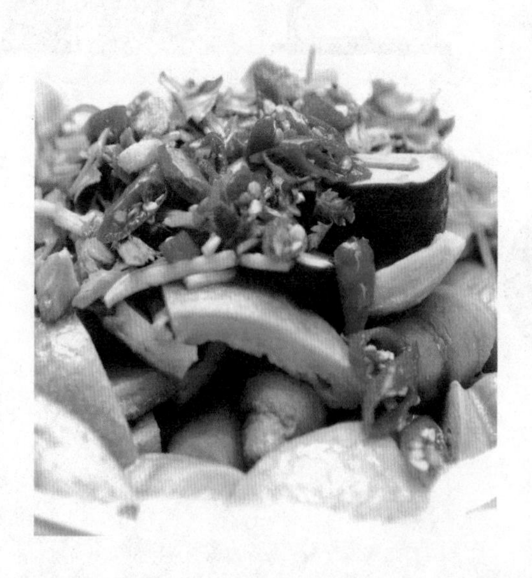

以下食物中膳食纤维含量较多，糖尿病患者可经常食用：

高粱米、荞麦面、玉米面、燕麦面、海带、菠菜、芹菜、韭菜、豆芽等。

但需要注意的是：虽然食物纤维对糖尿病患者有好处，但是也不宜过分单一食用，凡事总有个度，过量则不宜。

2 宜选用植物油作为食用油

植物油如玉米油、葵花籽油、花生油、豆油等，其中含有较丰富的多不饱和脂肪酸，它是必需脂肪酸，在体内能帮助胆固醇的运转，不使胆固醇沉积于血管壁，所以这对预防糖尿病的一些并发症，如动脉硬化等有积极的作用。所以，糖尿病患者选择植物油作为食物烹调用油。需要注意的是，植物油食用不宜过量。

3 宜食用豆类制品

大豆制品是糖尿病患者比较理想

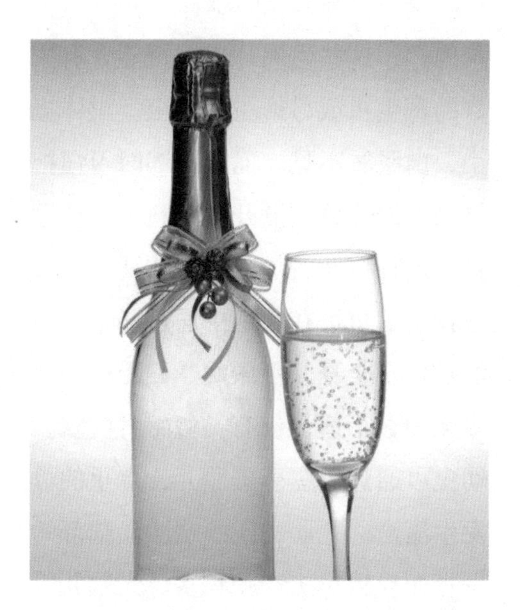

的食物。大豆中脂肪含不饱和脂肪酸、磷脂与豆固醇，对降低血中胆固醇有利；大豆中碳水化合物有一半为人体不能吸收的棉籽糖和水苏糖。此外，大豆中还含有丰富的无机盐、微量元素与B族维生素。这些营养成分对稳定糖尿病患者的血糖十分有益。

糖尿病患者要慎食保健品

糖尿病患者在良莠不齐的保健品面前要学会辨别真伪，以免在身体健康和经济方面受到损害。

同时，要认识到保健食品和保健品不是药品，不可能有明显的降糖作用，其在糖尿病治疗中的正确定位应该是辅助治疗。对于一些商家为了推销产品而做的言过其实的宣传，患者一定要提高认识，对其所宣称的吃了这种保健食品，就不必控制饮食、不必锻炼身体，而完全能达到控制糖尿病的治疗目的，甚至能治愈的骗词，切不可上当受骗、随便听信。

糖尿病患者忌饮酒

糖尿病患者在饮酒时，稍稍吃一些含碳水化合物的食物，血糖即可增高，导致病情失去控制。而且糖尿病患者虽其饮酒量有一定的差异，但他们的总热能摄入量常过多，因此容易导致血糖控制不佳。据研究统计指出，糖尿病患者在执行饮食治疗时，非饮酒者60%可见血糖控制改善，而饮酒者仅40%得以改善，在不实行饮食治疗者中，病情多出现恶化，饮酒者尤其严重。

酒精对机体代谢的影响是多方面的，它取决于饮酒量、饮酒速度、饮酒时进食的多少、机体的体质、机体对酒精的耐受性、肝脏和胰腺的功能等。酒精对机体糖代谢的影响主要有下列几点：

第一，大量饮酒会降低糖耐量，而少量饮酒则对其影响甚微。

第二，营养状况佳者，饮酒可促

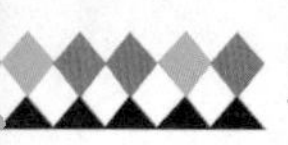

使血糖升高。

第三，饥饿及营养状况不佳时，饮酒则无升高血糖作用，甚至使其下降。

第四，肝糖原储存充足时，酒精有促进糖原分解及抑制葡萄糖利用的作用，使血糖升高。

第五，肝糖原储存不足时，酒精使糖异生受阻，易发生低血糖。

当然饮酒对糖尿病患者的影响是多方面的，不利影响主要有以下几点：

第一，糖尿病难于控制。

第二，引起糖尿病性酮症酸中毒。

第三，发生低血糖。

第四，低血糖的症状有时与醉酒的症状相似，容易混淆，延误低血糖的抢救。

第五，引起营养不良。

第六，长期饮酒可引起酒精性肝炎、肝硬化及多种脏器损伤，并产生酒精依赖性、成瘾性。

第七，引发高脂血症。

第八，降低某些降糖、降脂或降压药的药性。

糖尿病孕妇要少吃涮火锅

火锅原料是猪肉、牛肉、羊肉、狗肉等，这些生肉片中都可能含有家禽的寄生虫或弓形虫的幼虫。虫体极小，肉眼看不见。而吃火锅时习惯把鲜嫩的肉片放到煮开的汤料中一烫即食，这种短暂的加热不能杀死幼虫，进食后幼虫可在肠道中通过肠壁随血液扩散至全身。糖尿病孕妇受感染时多无明显不适，仅有类似感冒症状，幼虫可通过胎盘感染胎儿，严重的可发生流产、死胎，或影响胎儿脑部的发育而导致小头、脑积水、无脑儿等畸形，所以涮火锅时只有煮透才能吃。本来糖尿病女性怀孕就不容易，妊娠后又要冒着相当大的风险。所以，为了安全起见，不应该吃涮火锅。

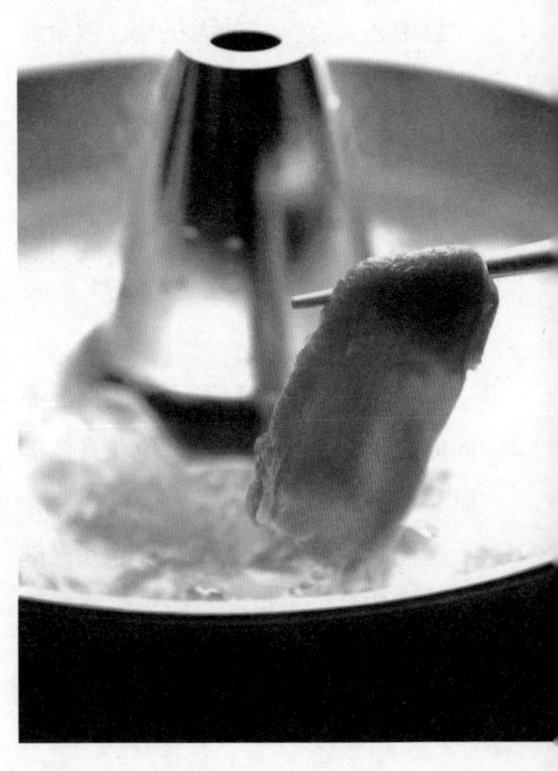

饮食疗法在糖尿病患者的治疗过程中具有较好的辅助作用，除了临床上对糖尿病患者采用“食品交换法”合理配餐外，若再加以适当的药膳疗法，则会收到较为明显的疗效。

饮食疗法

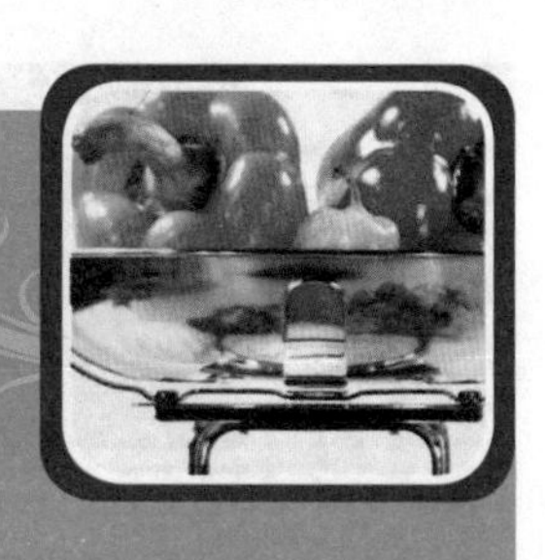

糯米怎么治糖尿病

糯米1千克加酱酒、精盐、白糖拌匀，晾3～4小时。猪腿瘦肉500克切小方块，猪肥膘200克切石榴米状，用酱油、料酒、葱末、姜末拌腌1小时。用净粽叶包扎糯米、肉丁，煮3～4小时后改小火焖2～3小时。做主食。功效：补益肝肾、益气固表。

玉米怎么治糖尿病

鲜连皮冬瓜200克切块，加适量水、玉米面100克，以小火煮粥至瓜烂粥熟。每日早晚分食。功效：清热利尿、祛瘀降脂。

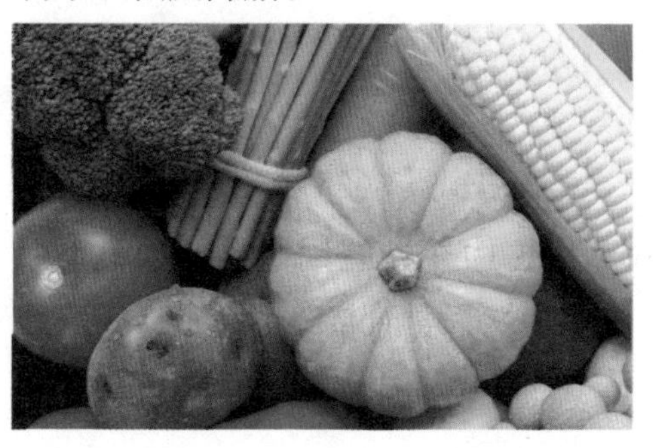

小麦怎么治糖尿病

黄母鸡肉150克、葱白15克切细，加胡椒粉、生姜末、精盐、味精调匀做馅。面粉200克加水和成面团，擀成馄饨皮煮熟。当点心食。功效：益气养血、补精填髓。

荞麦怎么治糖尿病

荞麦面粉400克用沸水和面团，切小块，制扁长条，抹上素油，撒精盐、味精、香葱段50克卷成卷，再压成圆饼，入素油锅煎至两面焦黄、香熟。当点心食。功效：清热解毒、消积除瘀。

燕麦怎么治糖尿病

糯米50克入锅，加水煮熟烂，入燕麦片100克搅匀。每日早晚分食。功效：益肝和脾、宽肠利湿。

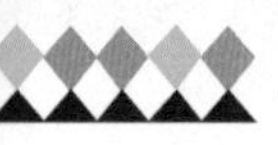

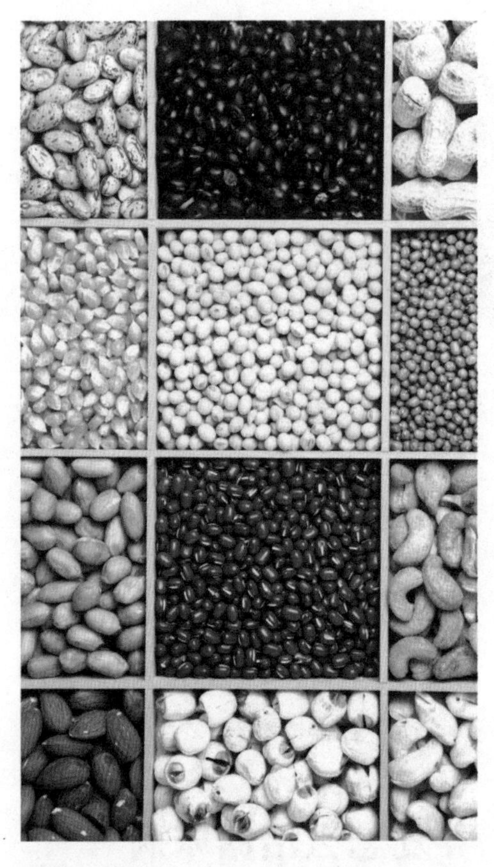

黄豆怎么治糖尿病

黄豆粉200克、面粉300克混匀，用小火不断炒（可加素油适量）至微黄有香味。用沸水冲调成羹糊食。每次50克，每日2次。功效：清热解毒、除烦利尿。

黑豆怎么治糖尿病

黑豆60克加水烧沸后改小火煮熟烂，调精盐（盐要后加，否则黑豆不易煮烂）。每日早晚分食。功效：滋阴补肾、活血祛瘀。

赤小豆怎么治糖尿病

粟米150克置锅中，入水用小火煮半熟，入赤小豆蓉200克、红糖适量，续熬至粟米软烂、黏稠。每日早晚分食。功效：补虚清热、健脾利湿。

绿豆怎么治糖尿病

绿豆100克、大米120克同入锅，加水烧沸后转小火熬煮，粥熟烂时，将葛根粉50克用冷水调糊，入粥中稍煮。每日早晚分食。功效：清热除烦、透疹止泻。

豌豆怎么治糖尿病

青豌豆250克加水800毫升煮至豆烂。食时不加盐，以淡食为主。功效：降糖止渴。

白扁豆怎么治糖尿病

熟白扁豆粒25克、玉米粉50克、熟大枣10个共置锅中，入水用小火熬煮熟透。每日早晚分食。功效：健脾利水。

健康绿洲

糖尿病脐疗验方

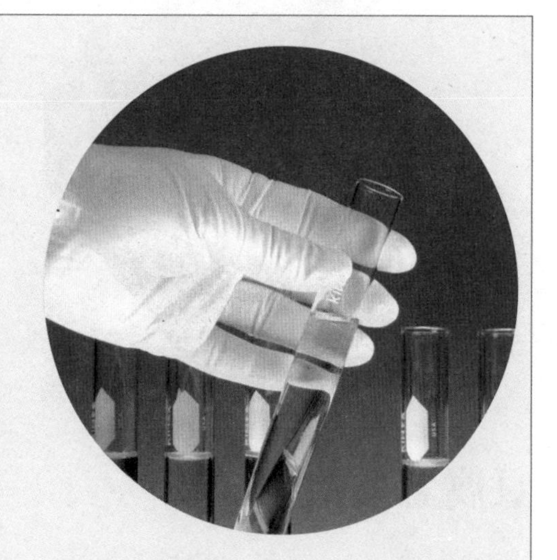

1. 中消敷脐糊

石膏30克，芒硝10克，麦冬10克，黄连10克，天花粉、山药各60克，共研细末，天花粉、山药水煎取浓汁。用药汁调药末成糊状，取适量敷于脐部，外用塑料薄膜、胶布固定，注意每天换药1次。

2. 下消敷脐糊

将黄精15克，太子参15克，生地黄20克，黄芪30克，山药60克，荔枝核60克，天花粉60克共研细末，山药、天花粉煎取浓汁。药汁调药末成糊状，取适量敷于脐部，外用塑料薄膜、胶布固定，每天换药1次。

3. 金匮肾气丸

金匮肾气丸由附子、肉桂、山药、熟地黄、山茱萸、茯苓、牡丹皮、泽泻组成， 水调为膏贴敷于脐下。具有温肾补阳的功能，用于治疗肾阳虚证糖尿病患者有一定的降糖效果。药理实验表明金匮肾气丸中的山茱萸有降糖作用。

4. 益寿降糖膏

生牡蛎、黄芪各60克，苍术、薏苡仁、玄参、生地黄、熟地黄、山药、黄精、菟丝子、肉苁蓉、蚕砂、金樱子、萆薢、丹参、石菖蒲、僵蚕、生大黄、全虫、五倍子、地骨皮、丹皮、淫羊藿各30克，肉桂、白芥子、水蛭、小茴香、黄连各15克，共水煎成浸膏，再将冰片、蟾酥各2克，麝香0.5克，共研成极细粉末，加入并混匀，约取1～2克涂于胶布上，贴于脐部以及肾俞、涌泉、三阴交穴,每次选用2～3穴,每次贴敷2～3天。本方以固涩分清、益气养阴、除湿消瘀为基本原则，方中黄芪、山药、薏苡仁等健脾补气；生地黄、熟地黄、玄参、牡蛎、丹皮等养阴清热；五倍子、金樱子、菟丝子、萆薢、石菖蒲等固涩分清；薏苡仁、苍术、白芥子、蚕砂等除湿消痰；生大黄、丹参、僵蚕、水蛭、全虫等活血化瘀；冰片、肉桂、小茴香、蟾酥通经走络、开结行滞，并使全方药力直达病所。主要用于治疗2型糖尿病，对重症可配合使用降糖药而酌情减少其用量。

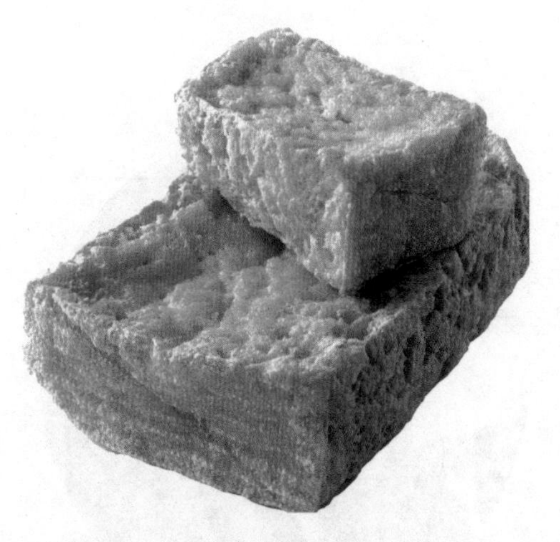

豆腐怎么治糖尿病

豆腐250克用水冲一下，切小块。炒锅放油烧热，下葱花煸香，入豆腐块、精盐、味精、鲜汤，烧豆腐入味，再入小茴香嫩茎叶段100克烧入味。佐餐食。功效：益气和中、滋阴润燥。

豆腐皮怎么治糖尿病

入葱花煸香后，投豆腐干条200克炒，入精盐、莴苣条（去皮）250克炒入味，调味精2克。佐餐食，每日1次，5日为1个疗程。功效：清热解毒、滋阴润燥。

冬瓜怎么治糖尿病

冬瓜500克去外皮，掏净瓜瓤，切2厘米厚长条块，焯5分钟，沥水，入油锅炸至金黄色，捞出。锅留底油烧热，爆香生姜片、蒜片，入瘦猪肉丝50克、香菇丝15克、黑木耳丝10克略炒，调黄酒、鲜汤、精盐、味精、葱段、湿淀粉、胡椒粉、麻油食。功效：益气消渴、嫩肤减肥。

南瓜怎么治糖尿病

南瓜适量煮熟，每日早晚各食250克。

丝瓜怎么治糖尿病

丝瓜500克去薄层外皮，切滚刀状小块。粟米100克加水煮沸后改小火煨煮。每日早晚分食。功效：清热化痰、生津除烦、止渴降糖。

苦瓜怎么治糖尿病

鲜苦瓜2个切成3厘米长的段，去瓤，筒状。葱、水发香菇30克、虾米20克剁碎，共搅和在瘦猪肉200克里，加酱油、精盐、少许水，同方向搅匀使黏韧，再加玉米粉拌匀。肉馅依次填入每一段苦瓜中，压紧，使肉馅压结实并与瓜面平，蒸20分钟。佐餐食。功效：清热解毒、补肾壮阳。

黄瓜怎么治糖尿病

粳米100克加水煮粥，快熟时入黄瓜片50克切细丝。豆腐条、黄瓜丝、香菜末装入汤盆，调麻油、酱油、其他调料。佐餐食。功效：清热生津、健脾和胃。

番茄怎么治糖尿病

发菜25克切碎小段；鱼肉250克剁烂调味，入发菜、水搅起胶，入葱花搅匀，做成鱼丸子。豆腐块250克加水煮沸，投番茄块250克再煮沸，入鱼丸子煮，调姜末、精盐、味精、麻油。佐餐食。功效：健脾消食、养阴润燥、生津止渴、祛脂降压。

山药怎么治糖尿病

山药100克去皮后切片；蛤蜊肉250克用温水浸泡，放碗中，浸泡水滤净置碗中，蒸1小时。锅放素油烧六成热，投葱段、姜片煸香，烹料酒，加水、蛤蜊肉、汤、精盐、百合25克、玉竹片15克、山药，煮沸后改小火炖蛤蜊肉熟透入味。佐餐食。功效：强筋壮骨、益志安神。

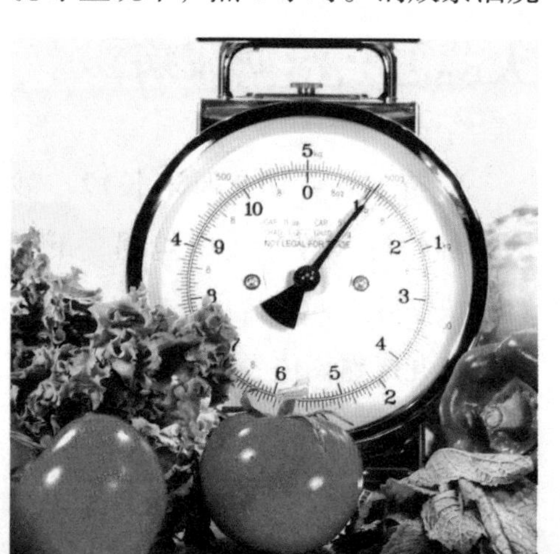

萝卜怎么治糖尿病

干鲍鱼（水浸发）20克、萝卜250克共加水，煮沸后改小火煲汤饮。每日1次，6～7次为1疗程。

胡萝卜怎么治糖尿病

胡萝卜250克切细丝，晾干，置温开水中泡软，挤干水分，用姜丝拌和，上撒香菜碎末2克。另取小碗，放酱油、白糖、精盐、味精、麻油调匀，浇胡萝卜丝上。佐餐食。功效：明目降压、祛脂降糖。

竹笋怎么治糖尿病

嫩竹笋尖500克切2片，拍松。炒锅放油烧四成热，下笋片炸熟，沥油。炒锅留少许油，入鲜汤、虾仁、葱姜汁、精盐、黄酒、笋片烧入味，调味精、湿淀粉。佐餐食。功效：健脾消食、益气减肥、祛脂降压。

健康绿洲

儿童型糖尿病是怎么引起的

儿童型以及成人型糖尿病都是由血糖浓度过高引起的。一般认为儿童型糖尿病是由牛肉和牛奶中的蛋白质以及胰腺中的蛋白质之间的交叉反应引起的。如果是基因上易患糖尿病的儿童，在出生后的头几个月被喂食了牛肉或乳制品，那么他们就有可能患上儿童型糖尿病，因为在那个时候婴儿的消化道和免疫系统尚未发育成熟。

成人型糖尿病通常是由不良的饮食习惯（过量摄入糖类及刺激性食物）造成的，通常情况下前兆就是血糖过低。在处理各种类型的葡萄糖不耐症以及糖尿病的过程中，非常重要的一点就是要确保患者体内可以分泌适量的肾上腺荷尔蒙、胰岛素以及葡萄糖容许量因子。特别重要的营养物质包括维生素 B_3、维生素 B_5、维生素 B_6、锌以及铬。另外还需要注意的是，患者在对自己的饮食作出任何变动之前，最好咨询一下医生。

韭菜怎么治糖尿病

韭菜250克切段；淡菜50克用热水浸泡30分钟至软。炒锅加素油烧七成热，入淡菜急火煎炒片刻，烹料酒，投韭菜段，不断炒至淡菜熟烂、韭菜变色呈熟软状，调精盐、味精。佐餐食。功效：补益肝肾、补虚降糖。

芹菜怎么治糖尿病

鲜芹菜捣汁。每次饮60毫升，每日3次。

茭白怎么治糖尿病

茭白250克去皮，切3厘米长细丝；鸡蛋3个磕入碗，入精盐、味精、葱花调匀。炒锅放猪油烧热，入茭白丝、精盐、白开水炒熟；炒锅再放猪油烧五成熟，投鸡蛋液、茭白共炒匀，茭白丝、鸡蛋混合松碎后食。功效：开胃解酒、滋阴补虚、养颜美容、通利二便、促进食欲。

薏苡仁怎么治糖尿病

薏苡仁100克水浸20分钟，冬瓜500克连皮切块，同入砂锅，加水煮薏苡仁至熟烂，调精盐。上、下午分食。功效：清热解毒、健脾祛瘀。

大蒜怎么治糖尿病

蒜苗100克切2厘米长段。炒锅放油烧热，投生姜末炝锅，下豆腐2块炒碎，入精盐、花椒水、蒜苗炒至八九成熟。佐餐食。功效：益气

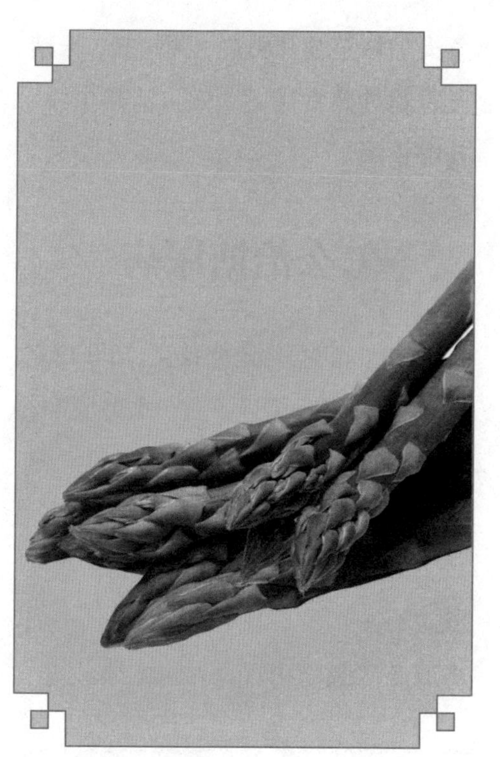

素油烧七成热，投葱末、姜丝煸香，下牛肉丝、料酒熘炒九成熟，加洋葱丝再同炒片刻，调精盐、味精、酱油。佐餐食。功效：益气增力、化痰降脂、降压降糖。

和中、解毒行滞。

黑芝麻怎么治糖尿病

黑芝麻30克炒熟，研细粉。黄豆40克用水泡12小时，研浆，去渣取浆，烧沸后改小火续煮3～5分钟，入黑芝麻粉搅匀。每日早晚分服。功效：滋养肝血、益气补肾。

大葱怎么治糖尿病

油菜心2棵、水发海参200克略焯；葱段120克用熟猪油炸黄，制葱油。海参下锅，入清汤250毫升、酱油、味精、食盐、料酒等，用湿淀粉勾芡，浇海参、菜心上，淋葱油服。功效：滋肺补肾、益精壮阳。

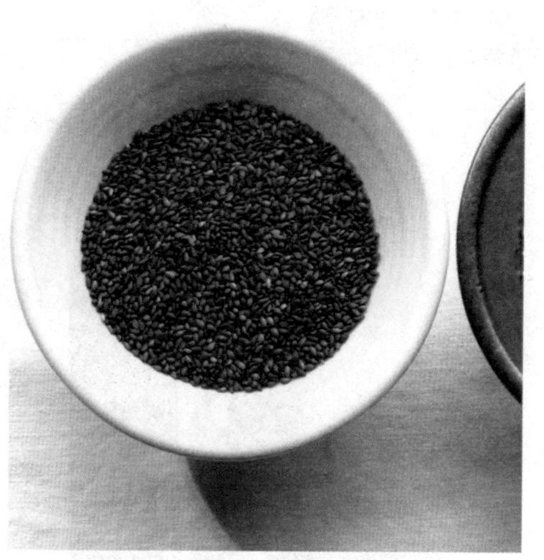

山楂怎么治糖尿病

生山楂（去核）15克、玉米须50克加水煎汁。每日1剂，分2次服。功效：补益脾胃、利尿消肿、降脂降压。

洋葱怎么治糖尿病

洋葱150克、牛肉100克分别切细丝，牛肉丝用湿淀粉抓芡。炒锅放

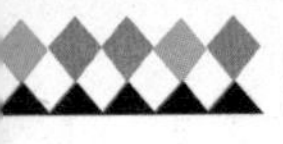

乌梅怎么治糖尿病

乌梅、天花粉各20克，麦冬30克，人参须10克，煮汤代茶饮。功效：生津止渴、清养肺胃。

西瓜皮怎么治糖尿病

西瓜皮150克，去薄层外皮，切细丝，用精盐腌30分钟，挤去盐水，置碗中；猪胰100克切薄片。炒锅加素油烧六成热，投葱花、姜末煸香，入胰片熘炒，烹黄酒，加西瓜皮丝，急火熘炒至胰片熟烂，调精盐、味精、五香粉炒熟食用。功效：清热生津、补虚止渴。

麦冬怎么治糖尿病

麦冬12克，生地黄12克，知母12克，天花粉10克，黄连5克，水煎服，每日1剂。功效：缓解燥渴，清热解毒。或者以麦冬20克，玄参、花粉、生地黄、黄精、芦根各15克，乌梅、连须、覆盆子各10克，甘草6克，每日1剂，水煎3次服。功效：养阴生津。

健康小常识

糖尿病的心理疗法

糖尿病患者在使用药物治疗的同时，必须注重加强心理治疗。应当让患者懂得心理因素对血糖的影响，万一遇到某些精神上的挫折，应尽量淡然处之，保持情绪稳定，防止病情出现恶化。假如糖尿病患者出现焦急不安，情绪低落等情况时，就应该以劝导、安慰为主，耐心反复地讲解，劝导患者在治疗时要持“既来之，则安之”的态度，在这里特别需要指出的是，糖尿病的康复都需要经过一个相当漫长的过程。相反，有些患者对自己的病情重视不够，不以为然，大大咧咧，不注意控制饮食，不按时服药、不定期复查，对这种患者就应该及时告诫，指出这样做会产生非常严重的后果。对一些十分胆怯，甚至有恐惧心理的患者，则应以鼓励为主，消除他们的消极情绪，劝导他们振作精神。

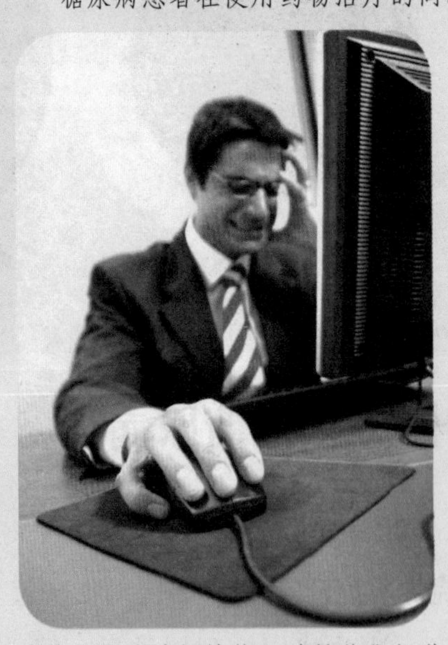

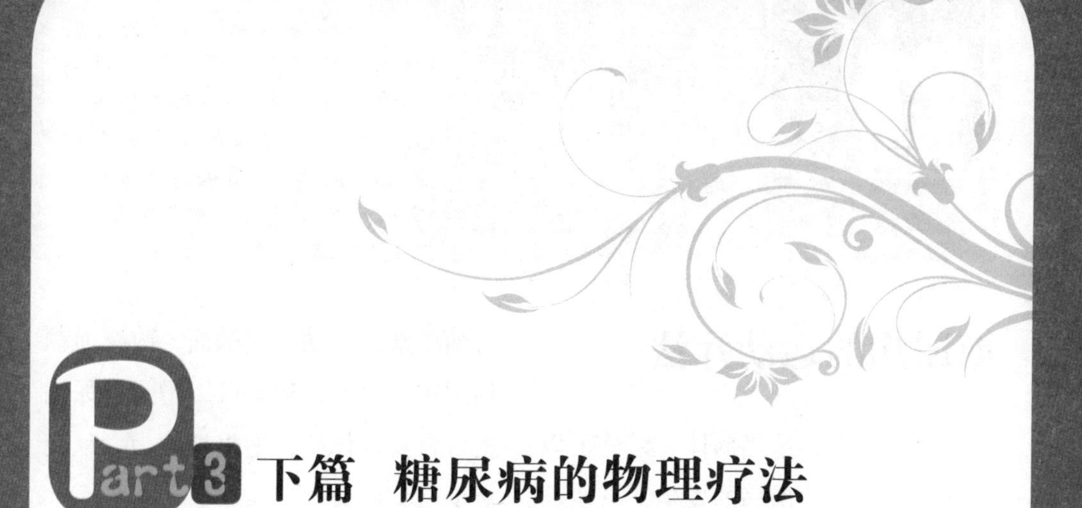

Part 3 下篇 糖尿病的物理疗法

目前尚无根治糖尿病的方法，但是，通过多种治疗手段可以控制好糖尿病，如药物治疗、饮食治疗，还有物理治疗。物理治疗是一种比较传统和历史悠久的方法，在治疗糖尿病的过程中占有重要地位。

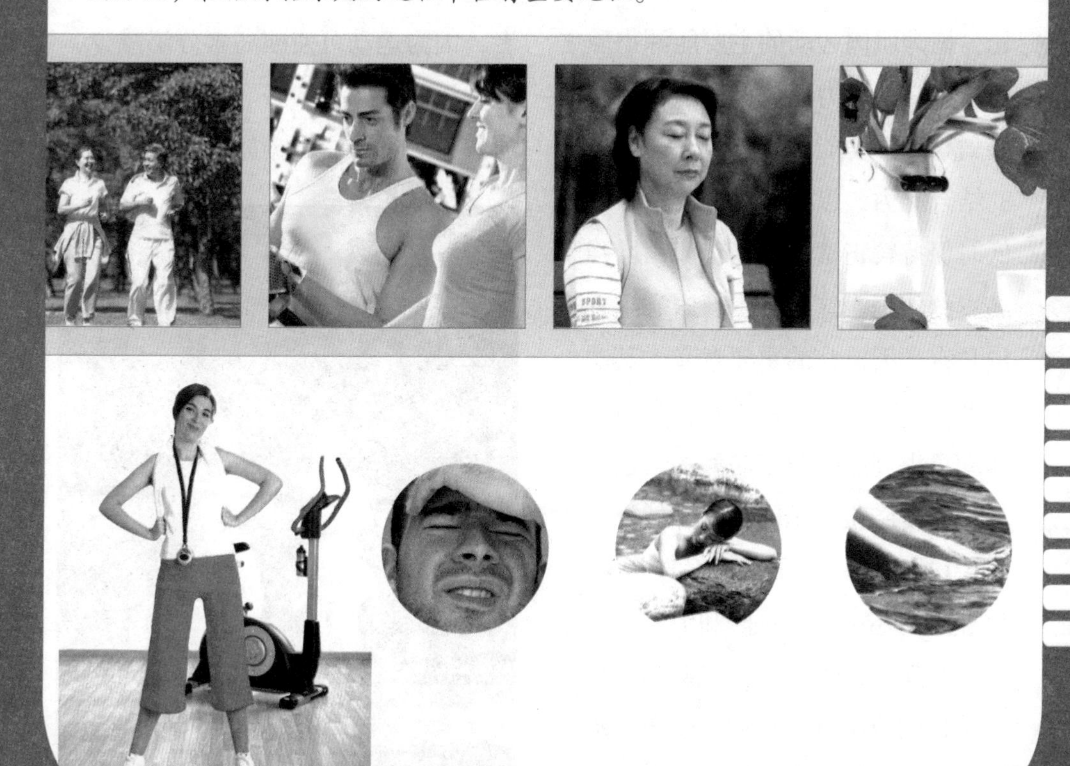

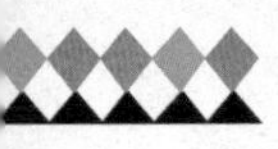

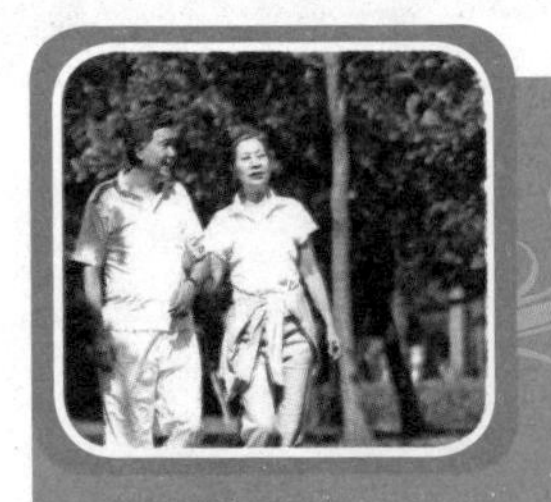

运动疗法

糖尿病患者如能适当地坚持体育锻炼，持之以恒，提高细胞对胰岛素的敏感性和结合力，增强血中高密度脂蛋白胆固醇的浓度，使血糖逐渐下降，有助于改善病情，增强体质。

糖尿病的运动疗法

通常而言，适当的体育锻炼可以增强体质，预防疾病的发生，减少药物治疗。

糖尿病患者应进行合理的体育锻炼，这将促使他们早日恢复健康。首先，糖为肌肉运动的主要能源物质之一。经常的耐力运动可增强肌细胞的胰岛素受体功能，改善组织与胰岛素的结合能力，以便能在胰岛素浓度较低时保持较正常的血糖代谢，增强胰岛素的作用。这对 2 型糖尿病患者来说具有病因治疗的重要意义。其次，运动可改善脂质代谢以及调节体重。运动可提高脂蛋白脂肪酸的活性，提高高密度脂蛋白胆固醇，降低低密度脂蛋白胆固醇（动脉硬化危险因素）。另外运动还有助于预防和消除肥胖。第三，运动可增加有氧代谢酶活性，改善糖的分解利用过程。耐力运动可增加肌肉毛细血管密度，扩大肌细胞与胰岛素及血糖的接触面，改善血糖利用率。第四，运动可以增强糖尿病患者自身的体质，增强抵抗力，从而减少感染机会。

可以说体育运动是治疗糖尿病不可缺少的手段之一。但是体育锻炼不太适合病情较严重的糖尿病并发症患者，因为运动可使胰岛素分泌减少，生长激素、儿茶酚胺、胰升糖素及皮质醇显著增加。当糖尿病患者体内严

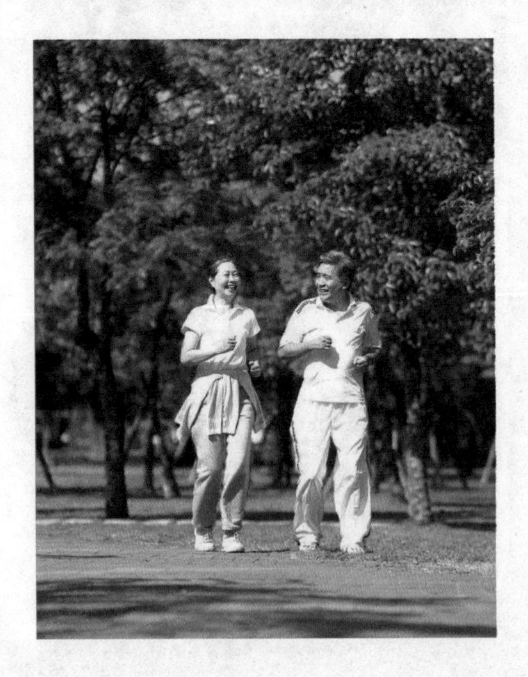

重缺乏胰岛素时，肝糖输出显著增加，而不伴有葡萄糖的利用增加，反而会导致血糖增高，病情加重。此外，急性运动又可对糖尿病并发症患者产生不良影响，如运动时肌肉血流量增加，肾血流量减少可导致糖尿病肾病加重。所以糖尿病的早期患者可以通过运动疗法进行积极预防及治疗，而在已有严重并发症的情况下不宜采用运动疗法。

糖尿病的运动方式

1 步 行

一般在早上或晚上进行，每次可步行 4 千米左右，步速 90 ~ 150 步 / 分为宜。病情较轻者和轻度肥胖者可以快速步行，不太肥胖者应中速步行，心脏功能不全者、老年人宜慢速步行。患者应尽量采取快慢速结合的方式进行锻炼，开始时运动量为每天半小时左右，可逐渐增加到每天 1 小时左右。不要急于求成，要持之以恒，循序渐进。

2 跑步及健身操

慢跑速度每分钟 100 米左右比较合适。每天运动时间要在半小时以上，

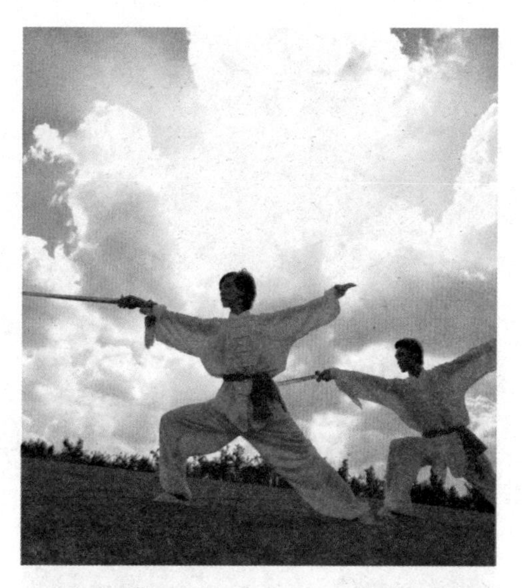

行走和慢跑可以交替进行。对于糖尿病轻型患者来说，慢跑可以帮助他们消耗能量，降低血糖，提高肌肉和组织对糖的利用率，而且在合适的锻炼环境中做健身操可以使其精神愉快，思想开朗，从生理及心理两方面得到放松。

3 气 功

通过气功可以改善体质、调整内分泌功能，有利于治疗糖尿病，适合糖尿病患者的气功锻炼方法有动功、静功等。每日可锻炼 1 ~ 2 次，每次锻炼 25 分钟左右。

4 骑自行车

可以通过使用功率自行车在室内锻炼，注意选择合适的运动强度。也可以上下班时骑自行车锻炼，应保

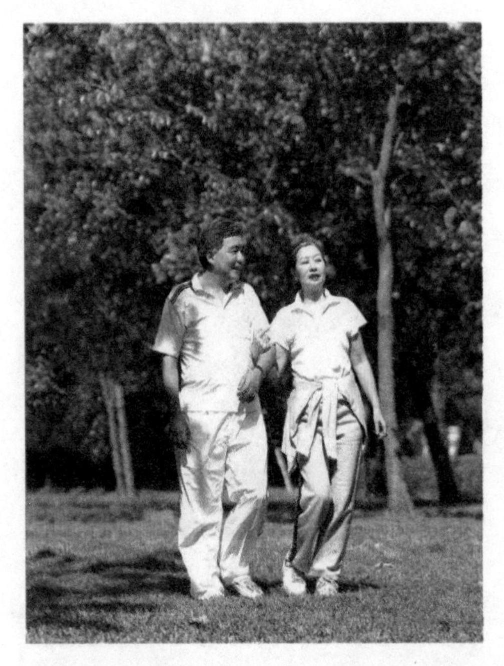

持一般的骑车速度，但这样运动强度太低，达不到锻炼效果，而快速行车又不安全，患者也容易精神紧张，所以骑自行车最好在晨间或运动场内进行。速度应保持8.5 ~ 15千米/小时。

5 室内活动

适用于糖尿病重病患者或身体虚弱和住院者，以及有严重的并发症者。如在室内蹲下起立，注意速度要慢，宜从较小的运动量开始，逐渐加量，每次可做10 ~ 100个，视患者的体力而定。床上运动要求患者分别运动上肢、下肢。反复做抬起，放下，轻微转动，分开动作，一直到做累为止。做仰卧起坐运动，开始时患者可以用肘撑着起来，慢慢地增加腹肌的承受力，可以由5个逐渐增加至30个。另外患者也可以适当做些家务活，以便放松心情。这些都有利于促进患者早日康复。但是患者在做家务活时要注意，家务劳动不等于体育锻炼，有人进行过研究和计算，发现家务劳动虽然累人、繁琐，但实际上消耗的热量却很少，属于一种轻体力劳动。虽然比完全不活动要好得多，但很少有人能通过做家务活减轻体重，所以说家务劳动不能代替体育锻炼，糖尿病患者最好能安排出单独的时间进行锻炼。当然，可以将家务劳动和体育锻炼结合起来进行，如推着婴儿车进行较长距离的步行，一边照看孩子一边进行体育锻炼，也可和较大的儿童一起打球、跑步、做健美操等。

需要说明的是，当家务劳动量比较适宜，患者能胜任且感觉轻松时，这样对身体是有好处的。反之，如果患者觉得家务劳动超出了自己能承受的限度，则不利于身体健康。

这些运动患者可在工作空隙或空闲时间进行，运动时间为每天1小时左右。但不提倡选用运动量过大的健身操。运动量的控制可以用最大耗氧量的60%为中等强度来计算，另外也一定要注意运动中和运动后的感觉，如出现头晕头痛，面色苍白，胸部有压迫感，呼吸费力，脉搏细数而重按不见，应该立刻停止运动。为了防止出现低血糖，运动疗法原则上应在进餐之后进行。

此外，有人推荐糖尿病患者在家可做以下四种运动：第一是爬楼梯运动，即上楼梯时背部要伸直，速度依自己体力而定；第二是踮脚尖运动，即双手扶在椅背上，踮脚尖（即左右交替提足跟）10 ~ 15 分钟；第三是抗衡运动，即将双手支撑在墙壁上，双足并立使上体前倾，以增加肌肉张力，每次支撑 15 秒左右，做 3 ~ 5 次。第四是坐椅运动，即屈肘，两手扶上臂，将背部挺直，椅上坐、立反复进行，做多久依自己体力而定。采用运动疗法治疗糖尿病时必须要持之以恒，运动间歇若超过 3 ~ 4 天，运动的效果及蓄积作用将不明显，难以产生疗效，长期坚持运动锻炼才能达到理想的效果。

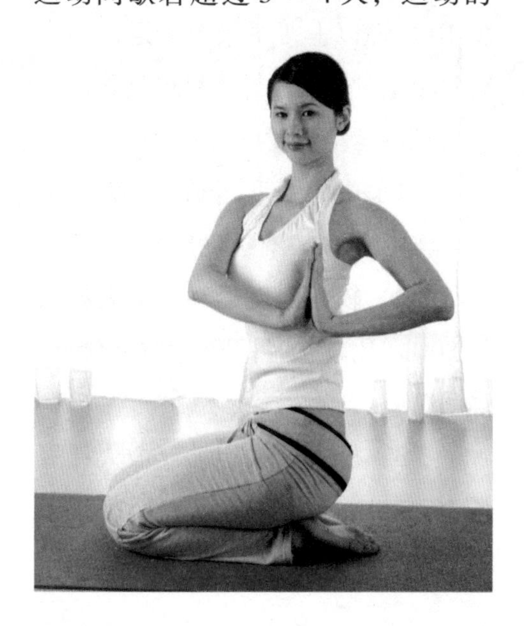

糖尿病的运动原则

不宜参加剧烈的运动和激烈的比赛，而应进行有一定耐力的持续缓慢消耗的运动。需要做到循序渐进，持之以恒。因为剧烈的运动可以使患者体内的血糖升高，升糖激素水平升高，同时，过量运动还可使脂肪分解产生酮体，当患者体内胰岛素不足时，便会导致酮症酸中毒。病情严重或伴有并发症的患者是否适合运动，怎么运动要及时询问医生。千万不可自作主张，以免带来不良后果。

1 运动时间

一般而言，糖尿病患者在进行以减肥为主要目的的运动时，运动持续时间应较长，每次应在50分钟左右；以控制血糖为目的时，每次运动时间应在半小时左右。包括运动前准备活动及运动后的恢复整理运动时间。但对体能不佳、没有规律运动习惯者，可以进行间歇运动。只要增加体能活动，就有助于改善健康状态，并可依每天的时间许可及具体感受，灵活调整运动时间。一般早晨或下班后是一天中比较合适的运动时间，注意不宜在饥饿时或饱餐后运动，以免出现胃肠不适或者血糖反应等。

2 运动频率

目前建议最好每天都坚持做一定量的运动，为了减重每周则至少运动4 ~ 5次，除了改善胰岛素敏感度，也可提高基础代谢，增加体能活动热量消耗，达到更好的减重效果；规律运动习惯，为了控制血糖每周至少运动3 ~ 4次，因为每次运动后胰岛素敏感度改善可维持12 ~ 24小时。除了有规律的全身性有氧运动外，还建议每周做2 ~ 3次大肌肉群的肌力训练，依患者活动程度之不同，给予不同的运动时间、频率及强度的具体建议。一般情况下，建议患者做运动时一律从最低活动建议量开始，以后再逐渐增加。

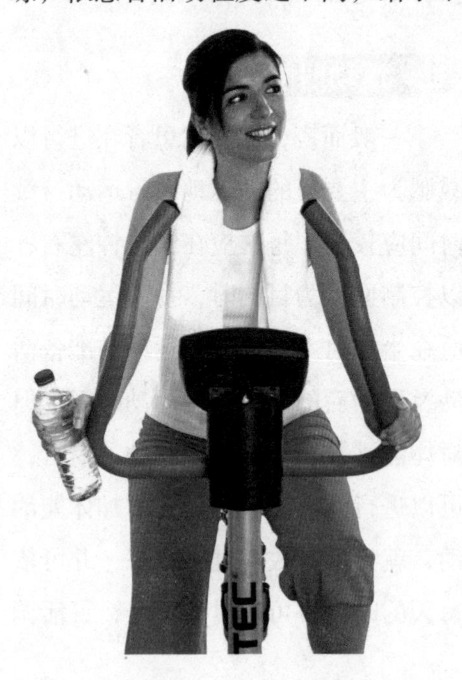

3 运动强度

糖尿病患者的运动强度与健康人相似，一般情况下，只要能够增加心跳超过静态基础心跳数值20 ~ 30跳以上，就有显著的健康促进效果。运动时间较长时，运动强度稍低仍有相当效果，但在安全与乐趣兼顾的前提下，适当增加运动强度为目前糖尿病运动处方的趋势。间歇运动兼顾时间、强度、安全与乐趣，以步行为例：以微喘但仍可谈话的程度快走1分钟，接着慢走几分钟让心跳恢复到100跳左右，然后再快走，如此交替运动至少10分钟以上，每天至少运动半小时到1小时，则锻炼效果更显著。

按照运动强度可划分为：

（1）中等强度运动：最大耗氧量40% ~ 60%。有适度出汗。

（2）较大强度运动：最大耗氧量80%。比较吃力，但一般能坚持到运动结束。

（3）极大强度运动：最大耗氧量100%。非常吃力，不能坚持到运动结束。

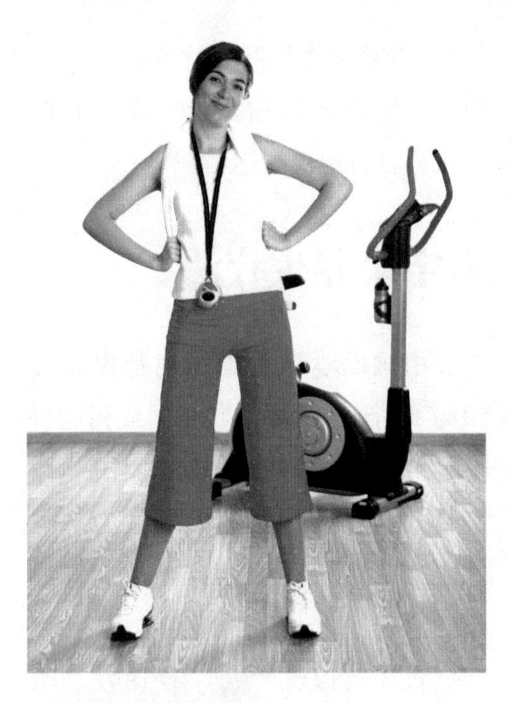

4 注意事项

（1）血糖持续过高（超过 300 毫克 / 毫升）的状态下不宜运动。在血糖偏高、胰岛素缺乏的情况下运动，易产生酮体，可能导致代谢性酸中毒，糖尿病患者应先将病情控制稳定后再进行体育锻炼。

（2）应在长时间或激烈运动后补充点心，这样可以预防长时间或激烈运动造成的过低血糖情况。运动降血糖会出现延迟作用现象，可能在运动后 12 ~ 24 小时才发生，某些使用胰岛素的患者，甚至会在 1 ~ 2 天之后才出现低血糖反应。主要是因为运动后肌肉与肝脏会吸收血糖以增加糖原回补。运动当天睡前血糖应保持在 100 毫克 / 毫升以上，否则建议在临睡前补充一些点心。若是全天性的步行、骑自行车、登山等活动，则建议每次运动 45 分钟左右，摄取少量点心以防出现低血糖反应。

（3）以减重为主要目的时，应避免以增加食物摄取的方式来预防运动低血糖现象。摄取额外食物不容易达到减重目的，应尽量在饭后定期运动，同时适量降低胰岛素用量，避免运动后出现血糖过低的情况。

（4）运动后出现血糖偏高的现象，可能是运动时间距离正餐太近，或者运动前摄取过量的点心所致，依此应适当调整运动时间与运动前摄取点心量。

（5）运动时患者应随身携带点心预防低血糖。自身携带容易吸收的糖果、糖粉或糖浆点心，并告诉同伴低血糖之症状，及请同伴在低血糖发生时给你补充点心。

（6）患者应该配合胰岛素的种类与剂量，来适当调整运动时间与强度。胰岛素代谢与吸收在运动时可能会增快，但更重要的是作用的时间。

（7）随着运动也应减少口服降糖药剂量。当运动后血糖低于 80 毫克 / 毫升，应适时减少口服降糖药剂量。

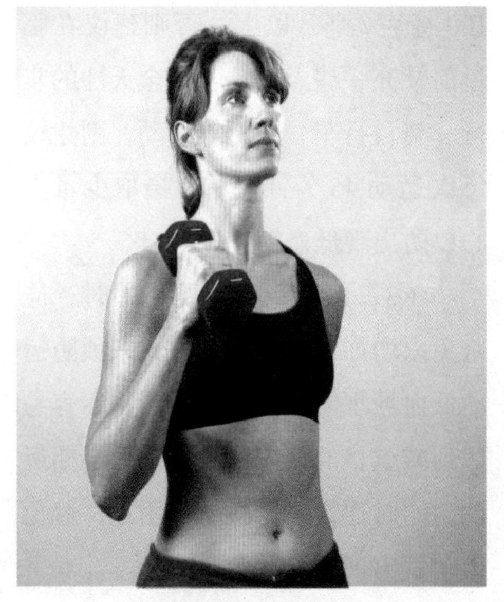

（8）运动时应佩戴识别证件。随身带有说明患者为糖尿病患者之资料，包括：姓名、地址、电话号码、医生姓名、医生电话、使用药物种类与剂量，以便发生意外时他人协助。

（9）避免单独在偏远地区运动。对于易有低血糖反应之患者，切忌单独行动，最好与亲朋好友在公共场所活动，以免昏迷时无人急救，以致发生意外。

（10）生病时不要勉强运动。血糖太高或有酮体，或患有其他疾病状态时，运动会造成身体不适与病情恶化。

5 运动禁忌

伴有并发症的中老年糖尿病患者（如心律不齐、动脉硬化、严重肝肾衰竭、重度高血压和血管栓塞等症），应在医生指导下进行运动，切忌自作主张，盲目地进行运动。

六字诀养生疗法

祖国医学认为糖尿病肾损害可归为下消证，主要症状相同或相近。下面介绍一种以梁代陶弘景《养性延命录》中所记载的六字诀为基本呼吸规则的预防和治疗糖尿病肾损害的方法：

首先可以练“嘘”字18次。练时应吸气，同时两臂逐渐向前抬起，掌心向上，距离眼睛5厘米时吸尽气，在呼出气时轻声念“嘘”字，同时两肘下垂并带动手运动，掌心向里沿脸、胸、腹自然下垂，经小腹后垂于身体两侧。接着练“呵”字18次。练时边吸气边将两臂缓慢地从侧前方抬起，手掌向下，肘自然微弯，抬到与肩膀齐平的高度时向中间合拢，再念“呵”字呼气，同时双手沿脸、胸、腹的顺序下垂于身体两侧。练“呼”字60次。练时随吸气两臂缓慢向前抬起，手掌向里，至中脘处两手相对，十指微向下垂，再呼气，念“呼”字两手自然翻掌，左手上托右手下按，慢慢运动，左手至头的左前方，右手按至右臂的右后方。再吸气时手按照下移的反方向上移。练“泗”字18次。练时随吸气两臂从身前逐渐抬起，手掌向上，抬到与肩膀齐平的高度时完成吸气，然后呼气，轻声念“泗”字的音，翻两掌向两侧水平推出，保持肩肘自然松弛，推到尽头时两手下垂于身体两侧。练“吹”字36次。注意吸气时两臂逐渐向前抬起至胸前，手掌向里，手指对应，距离为20厘米，两臂、肩、肘、腕、指微曲成抱球状，再呼出气，并轻声念“吹”字，同时低头下蹲，再吸气，两手绕膝自然下垂，接着恢复站立姿势。最后练“唏”字18次。练时吸气，两手在胸前作捧物状，手指对应，向上抬到膻中穴时内旋翻掌，手掌向外，念“呼”字时手向前上方托起，一直托到头的前上方，手指距离头部20厘米斜对，再吸气时，手掌向外旋转且手掌朝向面部，以两肘下沉之力带动手下垂，手下垂至胸部时呼气，直至两手下垂于身体两侧。

如果是卧床不起病情严重的糖尿病患者可适当作如下练习：宽衣平躺床上，保持安静，全身放松，思想集中，舌抵上腭，用腹部进行呼吸，吸气5次，屏气，然后慢慢吐气，心中默念身体正在逐渐地恢复健康。

健康绿洲

捏指疗疾有奇效

根据中医的经络理论和现代医学的脊髓神经反射理论而研究出来的捏指疗法，是刺激手指的经络疗法，据报道，这种捏指疗法可以治疗以下多种疾病。

眼睛疲劳：撚捏右手中指的3个关节；

耳鸣：撚捏双手无名指的3个关节；

肝病：撚捏右手拇指的2个关节；

膝痛：撚捏左手小指3个关节的外侧；

皮炎：撚捏双手示指根部；

高血压：撚捏左手小指根部；

心脏病：撚捏左手小指3个关节内侧；

糖尿病：撚捏左手拇指的2个关节；

增强体力：撚捏左手中指的3个关节。

每次操作3分钟，每天治疗1次或2次。它的特征是见效迅速，而且没有不良反应。但是注意手指受伤或发热时暂停操作。

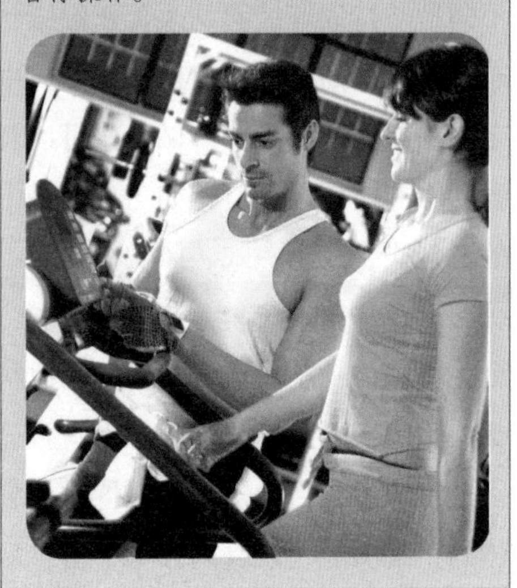

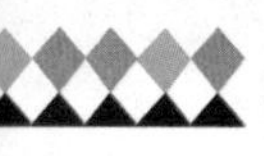

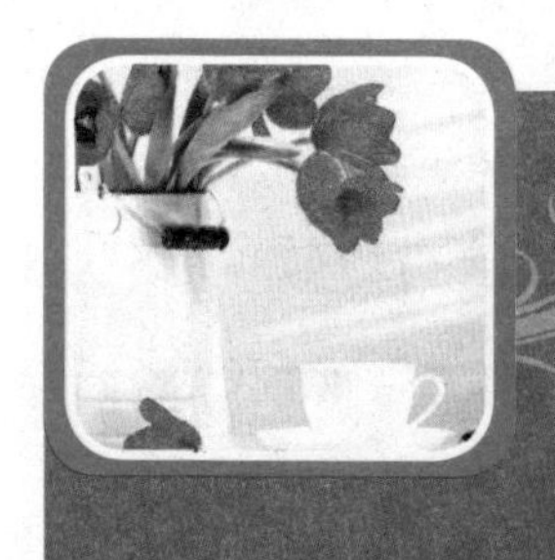

瑜伽疗法

瑜伽集医学、科学、哲学多门学科之大成，是一门包罗万象的学科。糖尿病患者可以采取弯曲胰脏后面的脊背等瑜伽方式达到治病目的，长期坚持锻炼可以收到较好的疗效。

瑜伽疗法简介

近些年来，瑜伽风靡全球，受到了社会各界的热烈欢迎。瑜伽集医学、科学、哲学之大成，是一门广博而深奥的科学。糖尿病患者可以采取弯曲胰脏后面的脊背等瑜伽运动方式，以此达到平衡内分泌的效果，这里特意为广大糖尿病患者推荐七色瑜伽这种瑜伽运动。七色瑜伽是把瑜伽运动和色彩疗法结合在一起，针对人体的七个部位和腺体进行单独练习，长期不懈地坚持锻炼能起到改善亚健康状态，提升情商，平衡血糖的作用。中老年糖尿病患者需要多做一些可以刺激胰腺的体位运动，比如七色瑜伽中的三角式、战士一式、风吹树式等。练习七色瑜伽时，能够针对身体的7个主要腺体：脑垂体、松果体、甲状腺、胸腺、胰腺、肾上腺、生殖腺分别进行练习，帮助恢复和保持这些腺体的正常功能，恢复内分泌平衡，从而达到防治糖尿病的目的。

糖尿病患者通过练习瑜伽，可以有效地改善体质、平衡血糖、消除种种不适症状，从而促进自身的早日康复。首先，可以做瑜伽经典的“向太阳致敬式”，太阳给予了人体热量，同时阳光中又包含了七轮的彩虹色彩，这并不是一种奇妙的巧合，而是古代的瑜伽创造者通过观察和感悟大自然所得出的结果，七色阳光投射在人体内，形成相应的七轮。轮穴对应七种色彩和腺体，顶轮对应紫色和脑垂体，额轮对应青色和松果体，喉轮

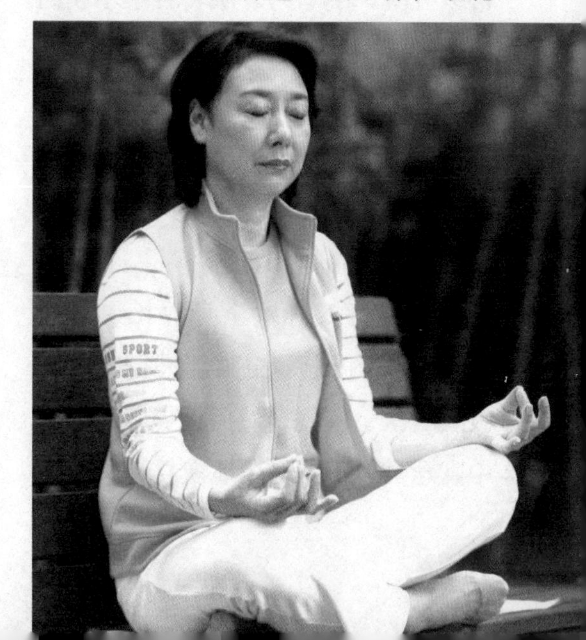

对应蓝色和甲状腺，心轮对应绿色和胸腺，脐轮对应黄色和胰腺，腹轮对应橙色和肾上腺，根轮对应红色和生殖腺。

下面介绍的七色瑜伽——根轮训练，能够有效地促进人体的各项机能得到改善，有利于促进糖尿病患者早日恢复健康。进行根轮的训练还可以放松腿部肌肉，并让腿部和脚踝变得纤细，消除水肿，对便秘也有非常好的调理功效。

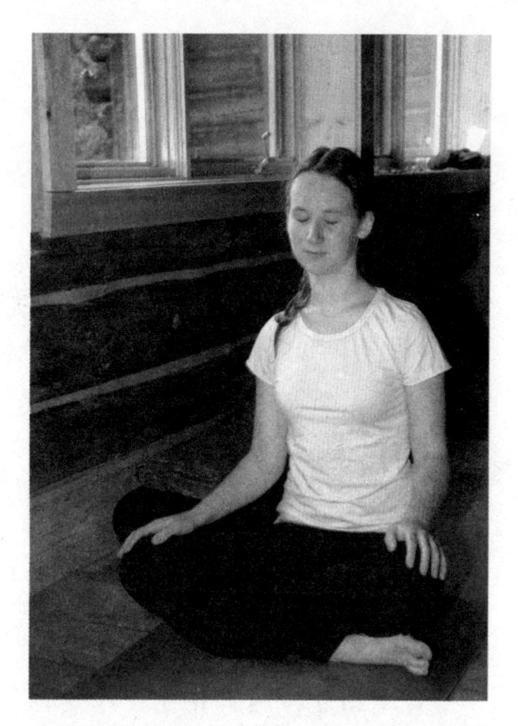

糖尿病的瑜伽疗法

根轮与红色息息相关。印度医学认为它促使人们连接到地球的能量并且授予人们生存的本能。当我们把注意力集中在鲜嫩多汁的红苹果或红樱桃上时，我们能在一瞬间感受到充沛的能量感。

根轮位于脊柱的底座，是整个人体的支撑。

根轮涉及的身体器官：生殖腺、脊柱、直肠、肾脏、腿、脚、免疫系统。

下面为您介绍适合糖尿病患者选用的各种瑜伽姿势。

1 三角式

两脚分开，两脚距离保持2倍的肩宽，左脚转向左侧，右脚尖也略微朝里扣，呼气时左手下垂于左脚外侧支撑着地面，右手向上，两臂保持在一条直线上，注视上方。保持5个呼吸的时间后左右交换，重复上述动作。

2 战士一式

两臂向前平伸，与地面保持平行，右手在前左手在后，手背朝上，两脚分开，两脚间的距离约为2倍的肩宽，右脚转向右侧，左脚尖应该略微向里扣，右腿弯曲到小腿，与地面保持垂直，右大腿要基本与地面保持平行，左腿伸直，两脚全脚掌踩地，注意脚跟不能离开地面。脊椎和地面保持垂直，头顶要朝向正上方。保持5个呼

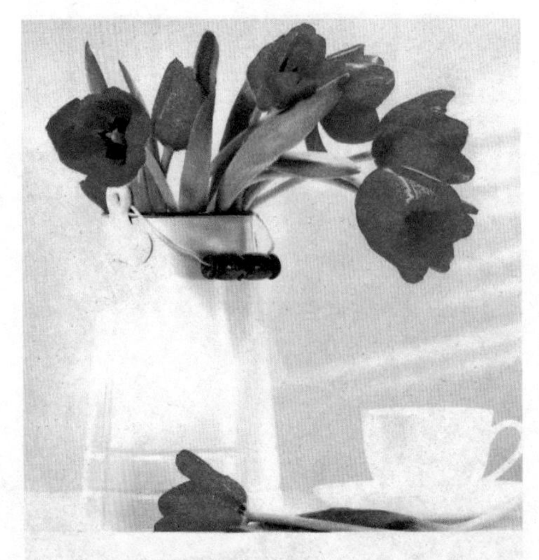

吸的时间后左右交换，重复上述动作。

3 椅子式

合掌站立，两脚并拢，呼气时双腿弯曲下蹲，脚尖踩地，脚后跟离地，臀部应坐在脚后跟上，腰背挺直，身体保持平衡，注视前方，下巴内收，保持5个呼吸的时间后放松还原。

4 风吹树式

两脚分开与肩同宽，合掌吸气，向上伸展双臂，两臂贴两耳，呼气时手臂和上身应向左侧倾斜，直至倾斜到最大限度，不能前倾，挺直背部，使之保持在一个平面上，认真感受注意右侧腰部的拉伸，保持5个呼吸的时间后左右交换。

结束根轮训练时患者应坐在红色坐垫上，右腿弯曲，脚后跟抵住会阴，左腿弯曲，保持简易坐姿，两手撑在膝盖上，伸直手臂，呼气，然后屏气，提肛及会阴部，腹部下沉，低头，下巴靠近锁骨，吸气时慢慢放松身体。

呼吸：呼吸时宜采用交替呼吸法，根轮练习除对根轮有利外，还能够同时清理左右两脉。应将右手示指中指放在额头，拇指压住右鼻孔，用左鼻孔吸气，接着放松拇指，用无名指压住左鼻孔，用右鼻孔呼气，然后左右交换，重复做5次。

唱诵：患者取舒适坐姿，调整自己的呼吸，发“LAM”（拉姆）音，也可配合音乐反复吟诵。

按摩：按摩时应取俯卧位，用比较轻柔的手法按摩根轮对应的尾椎位置区域，该手法适合夫妻两人同时操作。如果能在瑜伽师的指导下进行练习，则锻炼效果更佳。

手印：拇指、示指呈环形，然后伸直其他手指。

冥想：根轮训练完成之后，患者可选择一种较为舒适的仰卧姿势。

做完准备活动之后开始调整呼吸，患者宜以自己感觉最舒适的方式进行深呼吸。观想中脉从根轮直通到顶轮。观想中脉是一条畅通无阻且空洞笔直的通道。观想中脉越来越大，结果变得比自己的身体都大。观想身体被包围在中脉中。想象在你的红色根轮处，有一股不断旋转着的能量，想象这股能量从根轮开始向身体各部位流动，直到全身充满能量，接着再做深呼吸，冥想至此便全部完成，冥想完成时，记得感谢你身体的每个部位。

瑜伽疗法注意事项

糖尿病患者在进行根轮训练时，可适量吃些红色蔬菜，比如西瓜、番茄等。红色代表着能量与活力，红色蔬菜中所含的辣椒红素、番茄红素等，能增强人体防御系统中细胞的活力，因此，多吃红色蔬菜，自然会大大增强人体的免疫力。

初学瑜伽的人不可一味地追求动作标准，一定要量力而行，每个动作只要感觉达到极限即可，千万不要强求。

中老年糖尿病患者在进行瑜伽练习时，动作应轻柔舒缓，如做一些动作幅度较大或者从上而下的练习时，要注意缓慢运动，以免因起身过快而引起心肌梗死、脑出血等急症的发生。

对于合并高血压的患者，如果血压一直偏高，则不建议练习椅子式和风吹树式。

健康导训

糖尿病患者应该如何护肤?

糖尿病患者要注意保护好皮肤。应该定时更衣、沐浴，经常用温水洗脚保护足部，有规律地刷牙，搞好外阴卫生，可减少皮肤感染以及尿路感染的机会。糖尿病易合并感染，且发生后又影响血糖控制，从而加重病情。如足部发生感染，治疗不当或不及时，会发展成脚部坏疽，严重者可致残。

如出现了牙龈肿痛、皮肤溃烂、尿路感染，则应积极治疗，对糖尿病性皮肤瘙痒也应给予足够重视，往往因患者抓破皮肤合并感染，甚则发展成疖、痈，重则有可能危及生命。

糖尿病患者的皮肤内葡萄糖含量增高，会刺激神经末梢及植物性神经，使其功能紊乱，从而引起皮肤瘙痒；患者长期慢性脱水，导致出汗减少，皮肤干燥，也会造成皮肤瘙痒；皮肤瘙痒者对外界刺激异常敏感，衣服摩擦皮肤、接触化纤衣物、吃辛辣食物、饮酒、天气寒热变化等都可以诱发皮肤瘙痒。

糖尿病患者注意洗澡不要过勤，一般每周1次为宜；温度控制在37～40℃为好；洗澡时要选用中性洗涤液或肥皂；不要过度用毛巾擦洗皮肤；可试用苦参200克中药煎水沐浴，能减轻皮肤瘙痒；浴后可搽护肤霜等，有一定止痒效果。

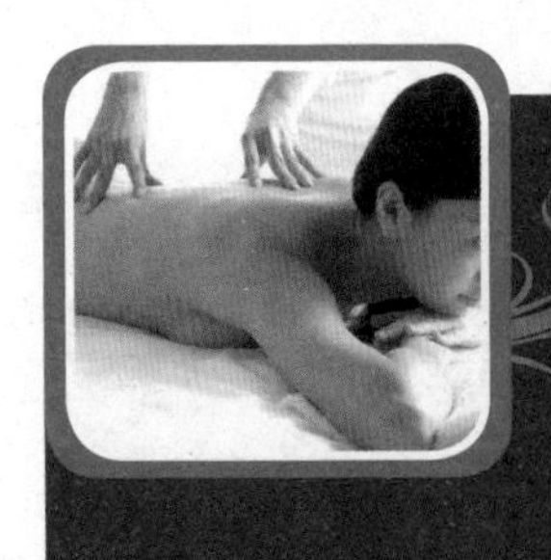

按摩疗法

按摩能养阴清热，益气补肾，从而达到预防和治疗疾病的目的，通过自我按摩可达到调整阴阳、疏通经络、调和气血、益肾补虚、滋阴健脾、清泄燥热等功效。

按摩疗法简介

按摩是运用一定的按摩手法，在人体适当部位进行固定的刺激，通过反射方式传递信息，影响人体神经系统功能，从而调节人体内分泌，达到增强体质、消除疲劳、延年益寿的目的。其作用原理与各种按摩手法有紧密联系，具体依据则是中医学中的经络学说。现代科学研究实践也证明，各种按摩手法是通过发挥物理作用在机体上引起了一系列反应，按摩人体以后，血液循环得到改善，大小循环系统畅通，血流量丰富，人体各器官组织的新陈代谢加速，病痛得到缓解，而且按摩还具有调节大脑皮质的功能，可使大脑神经产生冲动，进而达到兴奋或抑制神经作用。常用的按摩手法有揉、擦、按、滚、振、平推等。常用穴位有胃俞、胰俞、肾俞、肝俞、脾俞、气海、三阴交、大椎、曲池、关元、涌泉等。

糖尿病的按摩疗法

糖尿病是由于人体内胰岛素分泌绝对或相对不足，以及靶组织细胞对胰岛素敏感性降低，引起脂肪、蛋白质、糖、水和电解质等一系列代谢紊乱的临床综合征。糖尿病高血糖导致血浆和山梨醇、组织非酶糖积聚，血液循环异常和微循环障碍，造成皮肤微血管病变、周围神经营养不良、四肢麻木、感觉减退、糖尿病足等一系列症状。按摩能有效调理肌肉，使肌肉紧张与放松交替，还能促使机体血液流通充盈，气机灌输畅达，将大量血糖转化为肌糖，不仅使血糖降低，

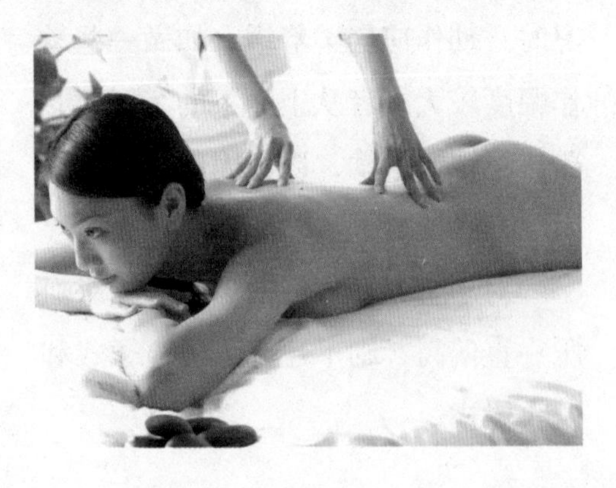

还能使血管组织变得充满弹性，筋脉气血顺畅，经络通调，从而使糖尿病症状消失。腹部按摩区域可遍及内脏器官，以肚脐居中，既得天时元气，又通地利之本。腹部组织上的肠系膜，面积之大竟相当于一个足球场。经过按摩腹部，肠系膜血液流量能在较长时间内比平时增加 6 倍左右，从而大量消耗血糖。腹部按摩区域内的肾、脾、胃，都与糖尿病发病有关，按摩腹部同时起到温煦腹区、力透腹壁、调整功能、激活受体的综合作用，同时达到肾、脾、胃三重论治的良好治疗效果。糖尿是糖尿病的典型症状之一，这与肾的固摄及藏精失司有关。水谷精微物质不能通达布散全身，不能正常代谢，则要归造为脾的运化失职。糖尿病容易造成胃排空的动力紊乱，造成痞满、伤食甚至呕吐、恶心等现象。现代医学对糖尿病胃功能紊乱的治疗尚无特效药物。按摩腹部能同时对 3 个影响糖尿病的器官产生有效作用，这其中的奥妙值得人们去不断地探索。据有关专家表示，在胸部旁开 1.5 寸处，发现了能有效作用于胰脏的胰俞穴。以一定的手法点按此穴，并在此穴区域按揉，能刺激胰岛细胞分泌胰岛素，改善糖耐量，增强胰岛功能，增强血液循环，从而促进糖尿病患者早日恢复健康。

现介绍几种适合糖尿病患者的按摩手法以供参考：

1 自我按摩法

（1）梳头擦面

患者于清晨起床后，用桃木梳、其他木梳或牛角梳梳头 100 下，注意梳头动作要轻柔，需要长期坚持梳头。然后搓热双手，用中指沿鼻部两侧由下而上按摩，带动其他手指按摩至额部，再向两侧分开，经两颊向下按摩。每天约操作 30 次。

（2）按摩腹部

患者于清晨起床后及临睡前，取卧位或座位，双手叠掌，将手掌心放在下腹部，以肚脐为中心，手掌绕肚脐按顺时针方向按摩 40 圈，再按逆时针方向按摩 40 圈。按摩的范围由小到大，由内向外。可上至肋弓，下至耻骨联合。按摩时注意力量应由轻到重，以患者能耐受、自我感觉舒服为宜。

（3）按摩肾区

患者于清晨起床后及临睡前，排空小便。取坐位，挺直腰部，将两手掌心置于腰部肾俞穴，上下加压按摩肾区各 30 次，再分别沿顺时针、逆时针方向按摩 30 次。也可双手握拳，用掌指关节按揉脊柱两侧酸痛部位，按揉至局部出现温热感为止。

（4）按摩上肢

患者以手掌心直线上下，来回按摩对侧上肢40次，并可在手三里、外关、内关、合谷等穴位上各按压、揉动约3分钟。

（5）按摩下肢

取坐位或立位，手掌心呈直线上下，来回按摩下肢40次；在足三里、阳陵泉、阴陵泉、三阴交等穴位上各按压、揉动3分钟。

（6）按摩足部反射区

按摩刺激敏感位置的异常反应点。主要按摩肾、肾上腺、膀胱、输尿管、尿道、胃、十二指肠、胰腺、甲状旁腺、淋巴、心、肝、眼等反射区。按摩时应先左脚后右脚，先按基础反射区（肾上腺、肾、膀胱、输尿管、尿道），再按症状反射区（胃、十二指肠、甲状旁腺、胰腺、淋巴结）和关联反射区（心、眼、肝），最后再按摩一遍基础反射区。按摩时应注意足部保暖，力量以反射区有轻微疼痛为宜。每个反射区可按摩数分钟，全过程持续半小时左右。

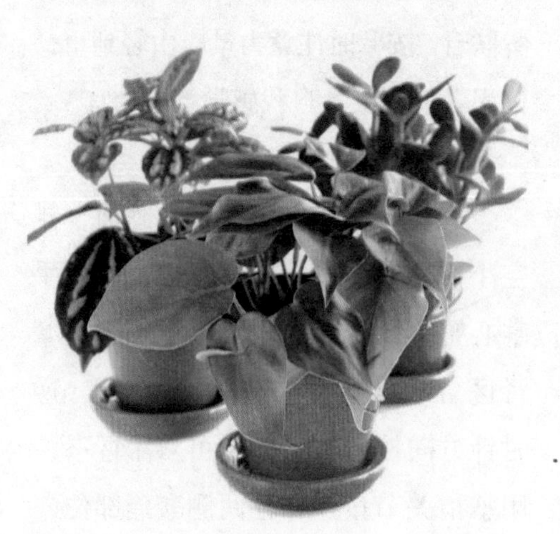

2 四组按摩法

捏、揉、摩、滚肌肉丰厚处。

（1）多在四肢、背部按摩，不限制按摩的时间和次数。按摩时注意手法要轻柔，揉滚时要吸定触点，不能有意无意地擦蹭。

（2）以脐部为中心，波及巨阙穴、中极穴，沿逆时针方向划圈摩揉。手法要轻柔，按摩到里头热，外头不热。转几圈，按摩多久则没有一定的限制，以感到舒畅放松为宜。结束前应轻按脐部，振动腹部10余分钟，再结束摩腹。振动腹部时，上肢完全放松，振源来自肩、肘，带动腕关节痉挛，通过指、掌、掌根将热力传递至皮下。

（3）按揉胰俞穴。点按时一般要哆嗦几下，并且需要连续3次点按，每次约持续半分钟。按揉时，不拘一个点，而是向周边扩展几个点，手法要轻柔，按中有揉，揉中有按，按揉相融。

（4）在天枢、中脘、内关、气海、足三里穴区按揉。

在运用本按摩手法时，需要注意以下事项：

按摩区域不是一个个孤立的点，而是纵横交织、相连相通的一个个区域，并且各区域之间互为表里、犬牙交错。

以上四种按摩手法可以灵活运用。单用组用均可，没有时间限制。以神凝形，以意促力，轻松自然营造出一个良好的保健护理氛围。长期坚持按摩有助于促进糖尿病患者的早日康复。

3 九步按摩法

（1）按摩腹部

患者取仰卧位，髋、膝保持屈曲，施术者在一侧站立，两手掌指交替着力，以肚脐为中心，沿顺时针方向环转摩动约3分钟。

（2）点按四穴

患者取仰卧位，施术者坐其头后，两拇指或中指端着力，分别点按承浆、百会、攒竹、太阳穴，各穴约点按半分钟。

（3）推摩面部

患者取仰卧位，施术者坐其头后，双手拇指螺纹面同时着力，分别在患者的前额部纵横分推约1分钟，再用小鱼际着力，相互配合，分别沿患者的前额、眼周、颊部、鼻唇沟，反复推摩约3分钟。

（4）按压四穴

患者取仰卧位，施术者双手拇指端着力，分别按压其两侧内关、合谷、足三里、三阴交穴，各穴按半分钟左右。

（5）揉膀胱经

患者取俯卧位，施术者立其一侧，两手掌指交替着力，边推边揉，沿患者的脊柱两侧足太阳膀胱经，从上至下或从下而上反复按揉约5分钟。重点在两侧膈俞、胰俞、肝俞、脾俞、肾俞穴。

（6）捏捻脊椎

患者取俯卧位，施术者示指、中指着力，横抵在患者的骶尾骨上，两手交替沿患者的督脉经线向前推至第7颈椎，随推随捏，每捏捻3下便上提1下，如此反复操作4遍左右。

（7）摩擦腰骶

患者取坐位，施术者两手掌指着力，紧贴患者的腰部，用力向下摩擦至骶部，如此反复施术约1分钟。

（8）直推腹部

患者取仰卧位，施术者两手掌着力，分别置于患者的腹部两侧，自上而下直推腹部约3分钟。

（9）按揉两穴

患者取坐位，施术者两手拇指端

着力，分别按揉患者的对侧掌心劳宫穴、足掌内侧公孙穴，每穴按摩 1 分钟左右。

4 双手按摩法

将双手摩擦发热后，用力按擦并掐按手指下掌正中线，反复多次进行。持续点按阳池、太渊、太陵、口区、咽区、食管区、胃区、肾区、内分泌区、胃肠点、足跟点。按摩时采取的辅助治疗是经常吃梨：渴了吃梨，饿了也吃梨，不渴不饿还是吃梨，吃甜梨，吃好梨（如：砀山梨、库尔勒梨等），餐前吃梨，睡前也吃梨。糖尿病患者应该养成经常吃梨的习惯，可以食无肉，但不能食无梨。梨有治风热、润肺凉心、消痰降火和解毒之功效，是一味治疗糖尿病的良药，作为辅助手法治疗糖尿病可以收到较好的效果。这可能与梨为“百果之宗”，可入药，归肺、肾经，具有保肝等作用有关系。

5 穴位按摩法

应按摩印堂、太阳、承浆、风池、百会、内关、足三里、三阴交、太冲、中脘、气海、关元等穴位。

现将具体的操作步骤介绍如下：

患者取仰卧位：

（1）按摩法：医者两手全掌着力，以脐为中心，做顺时针或逆时针方向环转摩动 3 分钟。然后重点按摩中脘、建里、章门、气海、关元、中极，每穴约半分钟。

（2）抹运法：医者两手拇指螺纹面着力，分别在眉方和前额部，做纵横抹运 5 ~ 7 遍。然后两手掌小鱼际着力，分别抹额、眼周、颊部、鼻唇沟，一般以右手在前，左手在后相互配合，反复施术 6 遍左右。

（3）点按法：点按印堂、太阳、承浆、风池、百会、内关、合谷、足三里、三阴交、太冲，每穴约半分钟。

患者取俯卧位：

（1）摩擦法：医者两手全掌着力，置于骶髂关节八髎穴上，反复摩擦至皮肤微红有热感为宜。

（2）侧滚法：医者两手交替着力，用侧滚法沿背部脊柱两侧的膀胱经，从肺俞开始至小肠俞穴止，反复施术 6 遍左右。

（3）捏脊法：医者两手示、中指着力，横抵长强穴上，两手交替沿督脉循行线向前推进至大椎穴，随捏随推，捏捻 3 下便上提 1 下，反复施术 4 遍左右。

（4）按揉法：按揉胰俞、胃俞、膀胱俞、肝俞、脾俞、膈俞穴，每穴约半分钟。

推拿属于一种中医外治疗法，以中医理论，尤其是经络理论为指导，强调人体体表通过经络、穴位与内脏之间存在着内在的有机联系。

推拿疗法

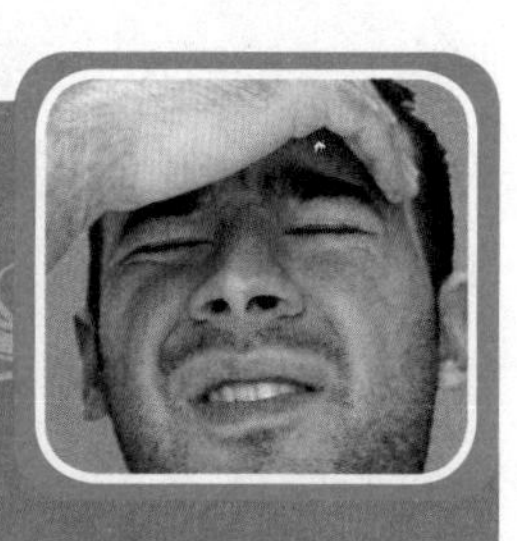

推拿疗法简介

内脏患病时可以通过经络反映到体表，对体表经络、穴位进行推拿刺激，也可以通过经络、穴位将治疗疾病的“信息”传达给患病的脏腑，进而发挥治疗作用。

糖尿病的推拿疗法

大量临床实践证明推拿疗法在糖尿病的治疗中可以发挥极为良好的作用，现在将具体的治疗手法作如下介绍：

施术者操作头面部、胸背部、上肢时，患者取站立位；施术者操作胁肋部、腹部、腰骶部及下肢时，患者取坐位。

（1）头面颈项部推拿法：拿五经，推跻弓，拿颈项，分眉弓，点睛明，分迎香、人中、承浆穴，扫散角孙穴，合颈项。

（2）躯干部推拿法：平推胸背部、两胁肋、脘腹及少腹、腰骶。

（3）上肢推拿法：拿前后血浪，开电门，平推上臂，理掌背、五指、臂四缝，掌击拳面，运动手臂，搓动手背，抖动肩臂，拿住龟谷。

（4）下肢推拿法：点冲门、血海、太溪穴，提拿大小腿前后肌群，平推大小腿内外两侧，搓揉大小腿。

（5）重复第一步的头面颈项部操作手法。

（6）掌击囟门，拳击大椎、八髎穴。

在实施上述操作手法的过程中，应根据上、中、下三消分型不同，具体操作手法也有所侧重。

上消推拿法：着重平推上胸部和三指，直推两乳间，并兼用中指点揉中府、膻中、气户、云门、库房等穴；在平推背部的同时还应用拇指推揉肺俞、膈俞、大椎诸穴；在平推搓抖上肢时，应同时用拇指、示指拿按曲池、手三里、少商诸穴，最后提拿搓揉肩井穴5次。

中消推拿法：着重斜推两胁部和横推脘腹部，同时还要用中指点揉章门、期门、中脘、关元、气海、天枢诸穴；平推背部时要用拇指推点肝俞、脾俞、胰俞诸穴；在平推下肢时，兼用拇指揉血海、足三里、三阴交穴，上述推拿手法均应以患者自我感觉酸胀为度，最后重出大椎穴之下。

下消推拿法：重点横推腰骶部和斜推少腹部，还要用拇指揉肾俞、命门、志室穴，以患者感觉有酸胀感为度；用中指按揉气海、关元穴；平推下肢时，还要用拇指点揉三阴交、涌泉穴，均以患者感觉有酸胀感为度。应隔日治疗1次，每次可治疗半日小时左右，40次为1个疗程。

下面介绍的推拿手法可用于轻度2型糖尿病的辅助治疗。

1 头部推拿法

【主要穴位】兑端、承浆、胰点（耳穴）。

【配用穴位】攒竹、风池、太阳、睛明、百会、内分泌（耳穴）。

【推拿手法】点、按、振、叩、颤等。

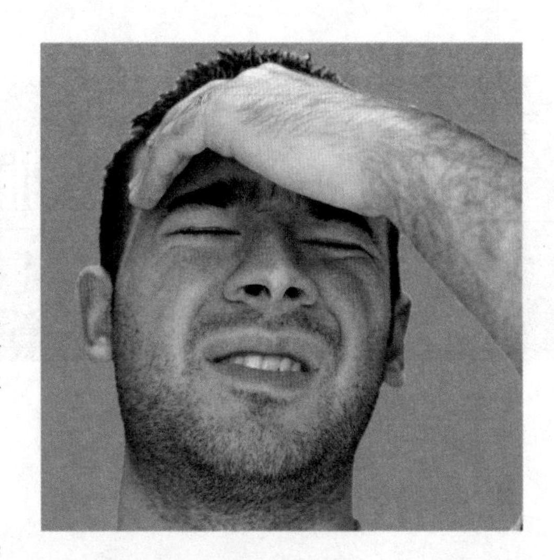

2 腹部推拿法

【主要穴位】章门、期门、气海、玉泉。

【配用穴位】日月、关元、中脘、横骨、气冲等。

【推拿手法】按、摩、推、拿、捏、提、拍等。

3 背部推拿法

【主要穴位】肺俞、小肠俞、肾俞。

【配用穴位】胃俞、三焦俞等。

【推拿手法】按、摩、推、拿、提、捏、拍等。

4 四肢部推拿法

【主要穴位】劳宫、阳池、曲池、中渚、隐白、然谷。

【配用穴位】太溪、涌泉、足三里。

【推拿手法】推、按、点、揉等。

药浴治疗是中医学常用的外治疗法之一，可起到促进血液循环、调节脏腑经络、加快新陈代谢、消瘀止痛、健身祛病的作用。

药浴疗法

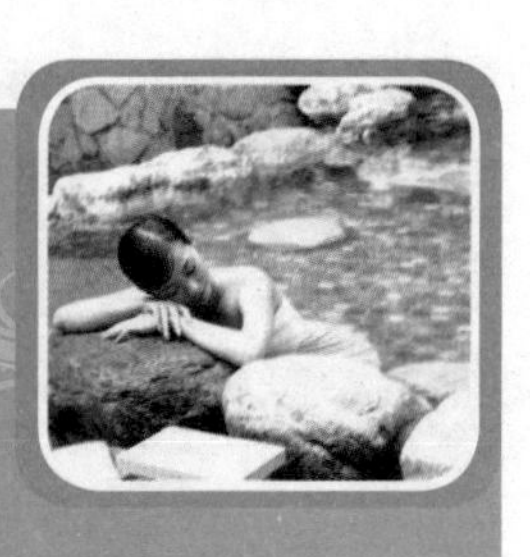

药浴疗法简介

药浴疗法的理论根据是中医经络学说，浸药浴时，草药中有一部分离子从皮肤或黏膜渗透入人体，使血管适度扩张，从而促进人体的新陈代谢。经常浸药浴能调节身体功能，逐渐增强细胞活力，提高抗病能力。即使是低温药浴，浴后身体也会变得暖洋洋的，令人顿感心旷神怡。另外，浸药浴也是保健养生之妙法。

糖尿病的药浴疗法

药浴疗法除了对治疗糖尿病可起到一定的功效之外，还可促进全身血液及淋巴循环、舒筋活血、消除疲劳、养颜美容，对内分泌失调及各种疑难杂症，均可收到一定的疗效。

药浴疗法可对糖尿病患者的早日康复起到一定的辅助作用，浸药浴时，浴液中的中草药成分能被人体吸收，从而改善毛细血管的渗透功能，同时中草药成分还能到达人体各主要器官组织，由于脂肪可溶性也得以提高，更多的药浴成分能分配到身体淋巴结和免疫防御器官。除此之外，浸浴中草药能帮助患者除去体内的有毒废物，并发挥其抗氧化的功能，防止过度的新陈代谢，延续组织衰老。

皮肤是一个储存养分的水库，它包含着一个庞大的血管网络。药浴疗法能透过皮肤调节人体的免疫机能，还能增加排汗，让毒素经汗液排出体外，另外还能排出盐分和其他有毒的有机化合物。通过药浴剂中的一些中草药，可达到杀菌、消炎、排毒、调节血糖、控制血压、提高免疫能力的目的。对糖尿病及主要器官功能不良、特异性皮肤炎和银屑病等疾病都有一定的疗效。

药浴疗法还可以调节功能失调的胰岛，调节血糖浓度，同时还能恢复胰岛的分泌功能，提高人体的免疫功

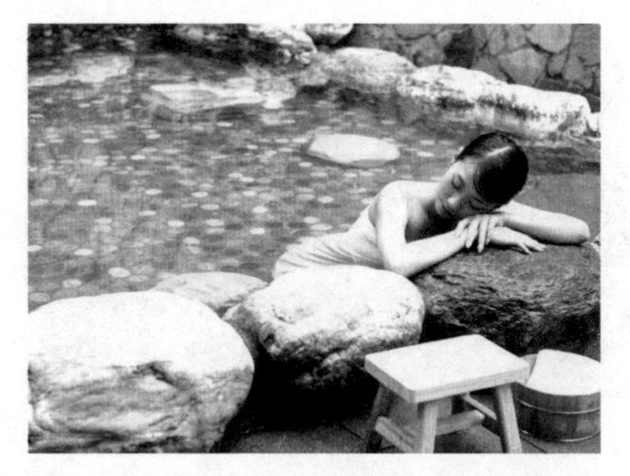

能。通过浸药浴，能充分发挥中草药的疗效，达到预防和治疗糖尿病的目的。

除此之外，药浴疗法还可以降低血液中的糖分。初期和中期糖尿病患者一般有望在半年内病情好转，而已开始注射胰岛素的糖尿病患者，则有望在1年内病情有所好转。浸药浴可促进胰岛素分泌，改善和恢复已经发生病变的胰脏功能，从而用于糖尿病患者的辅助治疗。

糖尿病患者在进行药浴疗法时还可以配合神经系统的针灸，通过触觉、疼痒或其他外部刺激，促进身体器官组织和免疫系统的正常运作。糖尿病患者通过药浴疗法，经中药之离子渗透人体经络，刺激人体的各个穴位，在药液中浸泡1小时左右，可令心肺充满氧气，大大提高人体的免疫能力。患者在浸浴过程中血液循环状况也得到改善，令身心整体得到调理，并且通常情况下都不会有不良反应。

进行药浴疗法时中草药之离子从皮肤或黏膜渗透入体内，使血管适度扩张，促进新陈代谢，提高抗病能力。总体而言，药浴疗法有如下治疗作用：清洁皮肤，减轻瘙痒，消炎杀菌，活血化瘀，对已经产生病变的胰脏有一定的治疗效果，由药浴所产生的抗体则有改善身体素质的功效，可使全身细胞机能旺盛，更具青春活力，同时还可以调节激素分泌，从而使糖尿病患者从中获益。

糖尿病的药浴验方

1 止痛清热药浴方

【原料】稀莶草50克，络石藤50克，羌活50克，生地黄50克，天花粉50克，透骨草30克，威灵仙30克，当归30克，红花25克。

【用法】加水煎煮取汁，待温度适宜后洗浴患处。

【主治】糖尿病周围神经发生病变。

【功效】清热生津、散风祛湿、活血止痛。

2 活血生肌药浴方

【原料】没药25克，乳香25克，

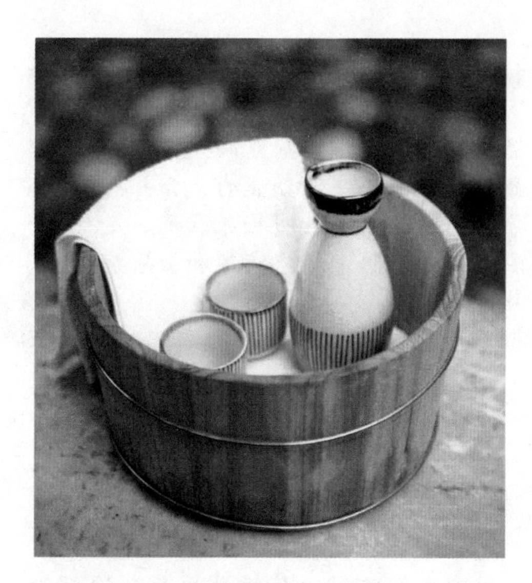

生附片50克，川桂枝50克，忍冬藤100克，紫丹参100克，生黄芪100克。

【用法】加水5升，用文火煮沸后再煎20分钟，去渣取汁。待温度降至50℃左右时浸泡患足，药液可浸至膝部，每次浸泡30分钟，每晚1次。每剂药可用5天。

【主治】糖尿病趾端坏死。

【功效】温经散寒、活血化瘀、消肿止痛、益气生肌。

3 润肌爽身药浴方

【原料】滑石10克，白芷10克，白附子10克，绿豆300克。

【用法】将上药共研细末。每次取20克左右，加热水1升，待温度适宜后洗浴局部。每天1次，10天为1疗程。

【主治】糖尿病并发皮肤瘙痒。

【功效】润肌荣肤、清热祛风。

4 滋阴益气药浴方

【原料】玄参15克，党参15克，麦门冬15克，生地黄15克，五味子15克，熟地黄15克，山药15克，牡蛎15克，苍术15克，黄芪50克。

【辨证加减】血糖不降加知母15克，生石膏45克；尿糖不降加天花粉30克，乌梅15克；尿酮体加黄芪15克，黄连6克；皮肤瘙痒加黄柏10克，知母10克，苦参15克；失眠加制首乌30克，女贞子15克，白蒺藜15克。

【用法】水煎取汁，浸泡双足，每天1次，每次1小时，10天为1疗程。

【主治】气阴两虚型糖尿病。

【功效】滋阴益气。

5 轻身减肥药浴方

【原料】冬瓜500克，木瓜100克，茯苓300克。

【用法】将以上三味药加水5升煎半小时左右，去渣取汁。待浴液温度适中后进行局部洗浴，每日1天，20天为1疗程。

【主治】糖尿病伴有肥胖症、高脂血症。

【功效】利水消脂、健脾利湿。

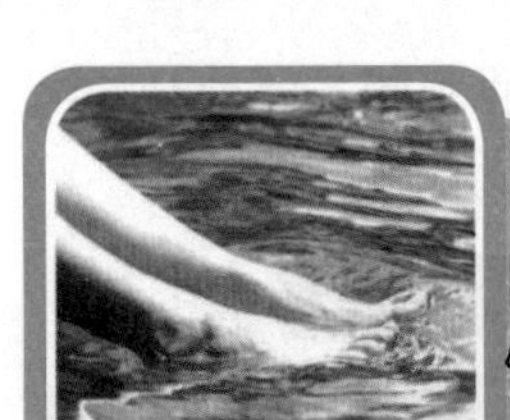

足浴疗法

糖尿病足是糖尿病并发症的一种，糖尿病患者因神经病变而失去感觉或因血管病变而失去活动能力，合并感染所导致的足部疾患就叫糖尿病足。足疗疗法可有效地防治糖尿病足和糖尿病周围神经病变。

糖尿病的足浴疗法

提到足疗，很多人都会想到大街上的足疗场所，其实糖尿病患者在家中也是可以进行足疗的，繁忙工作之余，既放松身心，又经济实惠，但更重要的是保健治疗的同时，能达到防治糖尿病周围神经病变和糖尿病足的目的。

通过足疗可有效地预防和治疗糖尿病足，糖尿病足是一种糖尿病并发症，糖尿病患者因神经病变而失去感觉或因血管病变而失去活动能力，合并感染所导致的足部疾患就叫糖尿病足。根据调查研究显示，近 70% 的糖尿病患者不清楚糖尿病会导致足部溃疡。

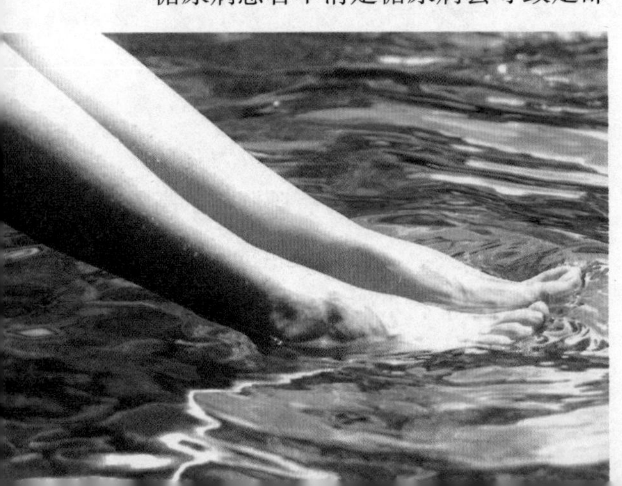

糖尿病足初期仅表现为发凉、麻木、易受伤、感觉障碍、浅表伤口不易愈合等症状，病情严重时久治不愈需要截肢。而糖尿病足溃疡与坏疽是糖尿病患者致残、致死的一个重要原因。曾有调查显示，约 15% 的糖尿病患者会出现糖尿病足，而糖尿病足占住院糖尿病患者的 12.4%，其中约 7.3% 的患者会因此截肢。由此使得患者生活质量严重下降，治疗周期延长，医疗费用增高。

因此，糖尿病患者应该积极护理好自己的足部，防止出现足部损伤及感染，避免患上糖尿病足应该以预防为主。

糖尿病患者应该注意除积极地控制好血糖、血脂、血压、血黏度外，一旦出现糖尿病足，就要开始积极治疗。糖尿病足在急性期多表现为局部引流不畅，并伴有严重感染。治疗原则一般是抗感染、控制血糖、局部引流。注意需要全身治疗与局部治疗结合进行。作为重要的局部治疗措施，中药浸渍法，即中药泡洗，对于创面腐肉不脱、新肉不生的患者有较好的疗效。当患者全身情况稳定后，足部创面的腐肉不脱，新肉不生，创面难以愈合甚至不断恶化的问题便显得比较突出了。如果湿毒瘀结，创面虽引流通畅但存在大量坏死组织，脓稀秽臭，周围肿硬暗红，这时患者可以选用一些清热解毒的中草药，如地丁、金银花、蒲公英、白花蛇舌草等进行泡洗。若是腐肉虽尽或创面较浅，但仍表现为新肉不生，肉芽暗淡，或出现水肿，患足冰凉麻木或疼痛，这时患者可以选用一些回阳生肌的中草药，如生芪、桂枝、肉桂、红花等进行泡洗。

需要注意的是，这两种创面往往在同一位患者身上先后出现，使得创面反复恶化、难以愈合。使用鸡血藤、桂枝等活血温经的中药进行足部泡洗，中草药成分能够通过皮肤直接吸收，不仅对于防治糖尿病周围神经病变和糖尿病足可以取得一定的效果，而且还能避免口服药对胃肠道的不良刺激。通过治疗，许多患者感觉到皮肤麻木减轻了，抽筋次数少了，双脚暖和了，抵抗力也提高了，这是因为

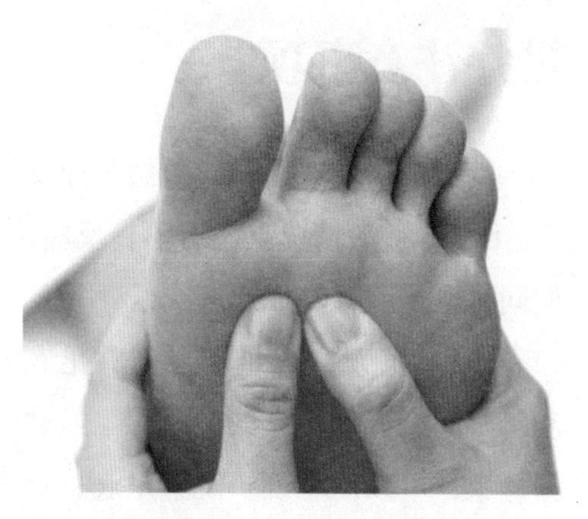

足部是人体多条经络的起止点，上面遍布着大量穴位。

糖尿病患者在进行足浴的同时还可以配合自我按摩，有温经通络、通调阴阳之功效，当然也能够增强患者的免疫力。经常用热水泡脚，可以增强血液循环防止出现糖尿病足现象。热水中可加入艾叶，效果更佳。泡完脚后，按摩足底涌泉穴 5 分钟，再按摩足底胰腺反射区 10 分钟，注意力量要大，最好是达到自己能忍受的极限，那样效果更好。按摩胰腺反射区能有效促进胰岛 β 细胞的活性，增强胰岛的分泌功能。患者还可在平时做户外运动时对敲双手小鱼际穴位处，那里是血糖反应区，经常敲打能有效改善血液糖代谢能力，从而改善血糖值。糖尿病足是可以防治的，只要糖尿病患者做好了糖尿病足的预防工作并能长久坚持，自然就会知“足”常乐。

足疗注意事项

糖尿病科专家提醒，虽然足疗安全、可靠、一般情况下没有不良反应，但同时也要注意以下几点：

（1）每天检查足部，查看足底和脚趾间有无外伤、红肿、感染或破损迹象，可以用小镜子观察足底；每天清洗脚趾缝及趾甲周围，保持趾缝干爽，除趾缝外应及时涂抹润肤霜；剪趾甲时应平剪，最好由家人协助进行；要每天更换袜子，平时要经常活动双脚。

（2）选择合适的鞋袜，买鞋的时间最好是下午至傍晚，注意一定要亲自试穿；若双脚大小不一样，买鞋时以较大的一只脚的尺寸为标准；首次穿新鞋的时间不宜过久，一天不要超过2小时；穿新鞋后要仔细检查双足是否红肿、起水疱甚至破损；鞋内面若开线或鞋垫有褶皱应及时弄好才能继续穿；忌穿尖头及高跟鞋；要穿浅色棉质的袜子，注意袜口不能过紧；不要穿修补过或有破洞的袜子；平时应避免足部受到损伤。

（3）足疗前，最好到正规医院糖尿病科检查，排除足部感染、溃疡等隐患。

（4）足疗方药宜由糖尿病专科医生根据患者的具体情况配制而成。足疗用的器具要专人专用，严格消毒，以免发生交叉感染。

（5）根据“热者寒之，寒者热之”的治疗原则，用清热解毒煎剂淋洗创面，药液不要太热；用回阳生肌煎剂温洗时，要注意保暖，以免影响疗效。若在足疗过程中出现任何异常症状应及时到医院诊治。

（6）足疗时宜保持适宜的水温，以40 ~ 45℃为宜，泡完后用干净毛巾擦干，尤其应注意擦干趾缝，皮肤干燥者可搽适量护肤霜。洗完后自我进行按摩更能提高疗效，但注意手法应轻柔。

（7）湿性溃疡创面淋洗后，暴露时间不宜过长，以免受到外界污染。

（8）听从医生、护士及营养师的指导，按规定用药，进行饮食和运动治疗，定时监测血糖，将血糖控制在理想水平。

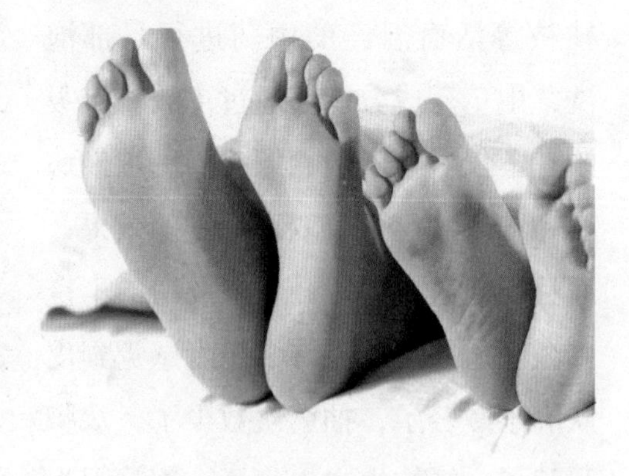